DE LA CURE RADICALE

DE LA

HERNIE INGUINALE

Par les Méthodes opératoires sanglantes

PAR

LE Dr GUSTAVE AGIER

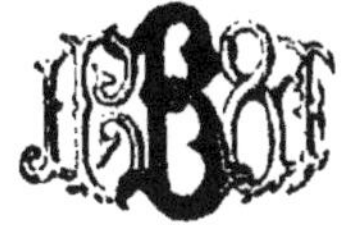

PARIS
LIBRAIRIE J.-B. BAILLIÈRE ET FILS
19, RUE HAUTEFEUILLE, 19

1895

DE LA CURE RADICALE

DE LA

HERNIE INGUINALE

PAR LES MÉTHODES OPÉRATOIRES SANGLANTES

Lyon. — Imp. Pitrat Aîné, A. Rey Successeur, 4, rue Gentil. — 11240

DE LA CURE RADICALE

DE LA

HERNIE INGUINALE

Par les Méthodes opératoires sanglantes

PAR

LE Dr GUSTAVE AGIER

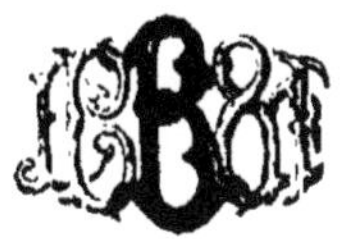

PARIS
LIBRAIRIE J.-B. BAILLIÈRE ET FILS
19, RUE HAUTEFEUILLE, 19

1895

INTRODUCTION

« On désigne, a dit Lucas-Championnière dans une discussion sur la cure radicale des hernies *(Bull. Soc. de chir. de Paris*, 1887), sous le nom de cure radicale, ces opérations sanglantes dans lesquelles le chirurgien a la prétention de détruire la difformité constituée par la hernie. » C'est à ce point de vue surtout que nous allons étudier la cure radicale de la hernie inguinale.

Après quelques notions d'anatomie et de pathogénie sur cette hernie, notions intéressant particulièrement l'opération de la cure radicale, la suite de notre travail aura un double but.

Tout d'abord, dans une première partie, nous ferons connaître les divers procédés imaginés pour la cure radicale et encore actuellement en usage pour la plupart. Pour faciliter cet exposé, nous nous sommes servi d'une classification qui peut donner lieu à bien des critiques, mais que nous avons adoptée, pour ce fait qu'elle nous permettait de mettre un peu d'ordre au milieu de cette diversité, et que le plus souvent elle nous donnait la possibilité de grouper ensemble des procédés ayant entre eux de grandes affinités. On pourra nous reprocher d'être un peu prolixe pour certains de ces procédés : si nous avons agi ainsi, c'est principalement dans les cas où nous avons pu, par nous même, recourir au texte original et, plutôt que de dénaturer la pensée de l'auteur, nous avons préféré encourir ce reproche de longueur.

Après cet exposé, dans une deuxième partie (étude comparative), nous avons voulu faire connaître les diverses raisons théoriques qui ont suscité ces procédés, indiquer les objectifs demandés aux nombreuses manœuvres opératoires qui ont été proposées et enfin rechercher les points de ressemblance et de dissemblance qui peuvent exister entre ces diverses manœuvres innovées. Nous nous sommes tenu dans une prudente réserve, quand il s'est agi de savoir quelle méthode devait être préférée : nous avons plutôt exposé les pièces du procès que prononcé un jugement. Nous n'étions guère qualifié pour remplir ce dernier rôle, et, l'eussions-nous fait, alors que tant de chirurgiens hésitent à se prononcer, nous aurions oublié ce que, d'après Segond, Lucas-Championnière faisait observer à Terrillon, dans une discussion sur la cure radicale des hernies, à savoir « que seule une pratique étendue est capable d'autoriser une opinion personnelle ». Il était cependant à notre disposition un point d'appréciation, qui a une grande importance comme critérium de la valeur d'une méthode, c'était l'étude des résultats pratiques, et, ici, de résultats de plus en plus éloignés. Nous croyons, dans le cours de notre travail, avoir montré combien peu de créance, à ce point de vue, on peut accorder à la plupart des statistiques publiées jusqu'ici, et quelles bases illusoires elles donneraient pour établir des conclusions fermes.

Tel que, notre travail présentera forcément des lacunes et nous craignons bien qu'on ne puisse lui appliquer avec juste raison l'adage bien connu : « Qui trop embrasse mal étreint. » Néanmoins nous nous sommes efforcé de traiter ce sujet avec conscience et, si nous avons été inférieur à notre tâche, ce n'est pas faute de bonne volonté.

M. Jaboulay, professeur agrégé, à qui nous devons l'idée première de ce travail, a bien voulu nous aider de ses conseils et de son expérience : il a été pour nous un guide sûr et bienveillant, qui, souvent nous a évité de faire fausse route et nous a permis de mener à bonne fin notre travail. Aussi est-ce pour nous un plaisir autant qu'un devoir de lui en exprimer notre vive gratitude.

M. le professeur Maurice Pollosson a bien voulu accepter la présidence de notre thèse. Qu'il nous permette ici de lui exprimer notre respectueuse reconnaissance pour l'honneur qu'il nous fait en même temps que pour la bienveillance qu'il nous avait témoignée, au début de nos études, pendant notre semestre d'externat dans son service de l'Hôtel-Dieu.

Nous ne saurions oublier aussi M. Levrat, chirurgien major de la Charité, et M. Drivon, médecin des hôpitaux, qui, pendant notre semestre d'externat dans leurs services, ont fait preuve envers nous d'une grande bienveillance, et ont contribué à développer nos connaissances cliniques.

Nous sommes heureux enfin de remercier nos amis G. Michel et le Dr Coronat pour le concours qu'ils nous ont prêté, le premier dans la traduction des publications allemandes, le second dans la reproduction de nos schémas.

DE LA CURE RADICALE

DE LA

HERNIE INGUINALE

PAR LES MÉTHODES OPÉRATOIRES SANGLANTES

CHAPITRE PREMIER

Quelques considérations d'anatomie et de pathogénie.

Dans ces quelques considérations, notre dessein n'est pas de refaire une étude complète et détaillée de la hernie inguinale tant au point de vue de l'anatomie que de la pathogénie. Ce que nous voulons plutôt, c'est appeler l'attention sur certains points spéciaux dont la connaissance nous semble utile pour la compréhension des diverses manœuvres opératoires que nous avons à étudier dans le cours de notre travail. Ce sera comme une sorte de préface.

La hernie inguinale, qui est une issue des viscères abdominaux, hors de leur cavité naturelle, nous offre à étudier :

1° La solution de continuité des parois abdominales ;

2° Le plan de glissement constitué par le péritoine ;

3° Les viscères qui, sous l'action de causes diverses, sont sollicités à faire irruption au dehors, à travers cette solution de continuité, grâce à l'aide du plan de glissement.

Ce sont là les trois conditions fondamentales d'une hernie abdominale et à chacune desquelles les auteurs accordent, suivant les cas, une importance plus ou moins prépondérante. On les rencontre généralement dans la hernie inguinale : nous disons généralement, car il est certains cas de hernies inguinales constituées par le cæcum où l'on trouve, soit la présence d'un sac incomplet, soit l'absence de tout sac.

I. Solution de continuité des parois abdominales

La solution de continuité n'est autre ici que le canal inguinal.

Le canal inguinal, situé dans la région interne de l'aine un peu au-dessus de l'arcade crurale (ligament de Poupart), est creusé dans l'épaisseur des parois abdominales : c'est comme un interstice pratiqué dans les divers plans de cette paroi pour livrer passage aux éléments du cordon chez l'homme, au ligament rond chez la femme. Il a la même constitution soit chez l'homme, soit chez la femme, sauf que, chez cette dernière, il est un peu plus long, par suite de la disposition des parois abdominales à ce niveau, et que, chez le premier, il est un peu plus large, vu les dimensions du cordon comparées à celles du ligament rond.

Il préexiste à la descente du testicule. Cet organe, situé,

au début de la vie intra-utérine, dans l'intérieur de la cavité abdominale, au niveau de la région lombaire, effectue vers le sixième mois sa migration hors de cette cavité pour descendre à travers le canal inguinal dans le fond des bourses. La voie lui a été ouverte par le *gubernaculum testis*, accompagné d'un prolongement de la séreuse péritonéale, qui facilite sa descente et doit lui fournir sa tunique séreuse.

Sa direction est oblique de haut en bas, un peu d'arrière en avant et surtout de dehors en dedans.

Il nous offre à étudier deux parois qui s'écartent devant le passage du cordon, se rejoignent en haut et en bas pour reconstituer les plans abdominaux.

Ces parois sont :

La paroi antérieure à laquelle nous rattacherons l'étude de l'orifice inguinal superficiel ;

La paroi postérieure à laquelle nous rattacherons l'étude de l'orifice inguinal profond.

Paroi antérieure. — Cette paroi est constituée par un plan fibreux formé par les faisceaux de fibres tendineuses qui font suite aux fibres charnues du grand oblique. Il est recouvert par la peau de la région doublée des lames du *fascia superficialis* entre lesquelles se trouve une masse plus ou moins considérable de graisse et où cheminent quelques vaisseaux et nerfs tégumentaires. A signaler parmi les vaisseaux la présence d'une branche de l'artère tégumenteuse abdominale qui a une direction presque parallèle à celle de l'artère épigastrique, d'où parfois le nom d'*artère épigastrique externe* donné à cette branche. Cette artère est généralement prise dans l'incision faite pour la cure radicale, et, si elle est quelque peu volumineuse, elle peut faire illusion sur l'importance du vaisseau sectionné.

Ce plan fibreux présente une épaisseur et une résistance variables. Il semble qu'il y ait une certaine corrélation sous ce rapport avec la paroi postérieure : si l'une est faible, l'autre est, par contre, plus résistante. C'est un ensemble de fibres tendineuses à direction générale oblique en bas et en dedans et qui vont s'insérer au niveau du pubis et de la symphyse, s'entre-croisant vers celle-ci avec les fibres du côté opposé. Il est doublé de l'aponévrose d'enveloppe du muscle grand oblique, laquelle se prolonge en bas dans les bourses, formant une tunique celluleuse au cordon et au testicule.

Vers sa portion interne les faisceaux tendineux, au lieu de former un plan continu s'écartent, laissant entre eux un espace fissuraire. C'est l'orifice inguinal superficiel. Les groupes tendineux qui président à sa formation ont reçu le nom de piliers :

L'un, pilier interne et supérieur, s'insérant sur l'angle du pubis et la symphyse, et, en outre, entre-croisant ses fibres sur la ligne médiane avec celles du côté opposé;

L'autre, pilier externe et inférieur, s'insérant sur l'épine du pubis.

Cet orifice a des dimensions variables, une forme triangulaire allongée. Mais son sommet est arrondi par le passage de fibres arciformes qui, partant du niveau de l'arcade crurale vont, en suivant une direction plus ou moins horizontale, se perdre sur la ligne médiane de l'abdomen. Elles ferment plus ou moins la partie supérieure de l'orifice, laissant parfois entre elles de petites fissures. Par suite, la forme de l'orifice devient ovalaire.

Cet orifice est recouvert par le passage de l'aponévrose d'enveloppe du grand oblique, laquelle adhère au pourtour de l'anneau. Il s'y joint quelquefois des fibres émanées de l'appareil suspenseur de la verge et des tractus cellulo-fibreux situés entre les deux orifices au-devant de la symphyse.

La présence de cet orifice diminue la longueur de la paroi antérieure, qui normalement a des dimensions variant autour de 30 à 32 millimètres.

Paroi postérieure. — Si pour la paroi antérieure il y a peu de divergences entre les auteurs, il n'en est pas de même pour la paroi postérieure. Pour les auteurs classiques, elle serait constituée principalement par le *fascia transversalis*, qui, en venant se joindre à la lèvre interne de l'arcade crurale formerait une gouttière dans laquelle serait logé le cordon.

En Angleterre on n'admet pas une description aussi simple et beaucoup de chirurgiens signalent la présence du tendon conjoint. Ce tendon conjoint avait été signalé dès longtemps en 1841 par Morton en Angleterre, en 1843 par Roustan en France, qui même refusait d'admettre le *fascia transversalis*. Il a été l'objet d'une étude complète et détaillée dans la thèse de Blaise (*Canal inguinal chez l'adulte*, thèse de Paris, 1894), thèse que nous avons mise largement à contribution pour la description de la paroi postérieure.

Pour lui, la paroi postérieure située un peu plus en dedans que l'antérieure, présente une structure différente suivant qu'on l'examine en des points variables de dedans en dehors.

En dedans, au niveau de l'orifice inguinal superficiel,

on voit dans la profondeur de celui-ci, le ligament de Colles. Ce ligament est formé de fibres tendineuses du muscle grand oblique du côté opposé, fibres qui, après s'être entre-croisées sur la ligne médiane, viennent s'insérer au niveau de la crête pectinéale sur la face supérieure du ligament de Gimbernat, concourant à la formation du ligament de Cooper. Il n'appartient à la paroi postérieure que par sa portion externe. Lui faisant suite vient le tendon conjoint qui lui est plus ou moins accolé, étant même un peu recouvert par le bord externe du ligament de Colles.

Qu'est-ce que le tendon conjoint? C'est un plan fibreux continu dû à la fusion des fibres de terminaison les plus inférieures des muscles petit oblique (dans sa partie profonde) et transverse, qui, au lieu de s'entre-croiser sur la ligne médiane, accentuent leur obliquité pour devenir verticales et venir s'insérer en s'infléchissant en dehors au fond de la gouttière formée par la rencontre de la bandelette ilio-pubienne (faisceau de renforcement du *fascia transversalis)* avec l'arcade crurale. Il présente des formes très variables tant au point de vue de sa constitution que de son épaisseur : il est des cas où la fusion est loin d'être complète entre les deux muscles et au lieu d'un plan fibreux on en a deux; parfois les fibres qui le constituent sont peu nombreuses et peu solides au point de donner alors l'apparence d'une trame plus ou moins celluleuse.

Nous ne saurions mieux faire que de donner la description de Blaise :

« Les fibres les plus internes sont très obliques, glissent devant le muscle pyramidal, derrière le pilier de

Colles, se joignent aux fibres du plan superficiel du petit oblique et s'insèrent avec elles sur le dessus de la symphyse pubienne et entre l'angle et l'épine.

Ses fibres moyennes descendent en dehors et un peu en arrière des précédentes ; elles forment à leur origine en passant de la direction oblique à la direction verticale une courbure plus ou moins marquée en forme d'arcades ; elles répondent au bord externe du grand droit dont elles s'éloignent peu à peu pour s'insérer à la suite des précédentes derrière l'épine pubienne, puis sur la crête pectinéale.

Les fibres les plus externes sont les plus faibles et souvent réduites à quelques fibres isolées ; elles s'inclinent comme les précédentes en bas et continuent en dehors le plan des fibres moyennes. Elles s'insèrent à la suite sur la crête pectinéale.

Ainsi donc le tendon conjoint s'infléchit pour gagner la crête pectinéale en formant une sorte d'arcade. Dans son ensemble cette partie infléchie a la forme d'un plan fibreux triangulaire. Le sommet tronqué se continue avec la partie oblique. La base répond au bord d'insertion depuis l'angle du pubis, quelquefois depuis l'épine seulement jusqu'à un point variable sur la crête pectinéale. Le bord interne répond au muscle grand droit. Le bord externe reste à une distance variable de l'orifice inguinal profond s'avançant parfois jusqu'au voisinage de l'artère épigastrique. »

Quelquefois ce tendon conjoint est doublé de fibres qui semblent émanées de l'aileron tendineux du grand droit, mais qui proviennent du grand oblique du côté opposé et sont, par suite, un pendant du ligament de Colles.

Plus en dehors on trouve le *fascia transversalis* qui

double en arrière le tendon conjoint jusqu'au niveau du bord externe du grand droit, où il se confond avec son aponévrose.

Le *fascia transversalis* n'est autre que le feuillet postérieur de l'aponévrose d'enveloppe du transverse. Il est assez mince et ne présente une certaine consistance qu'en bas où il est renforcé par les fibres horizontales de la bandelette ilio-pubienne. C'est lui qui, en se laissant déprimer en doigt de gant par le gubernaculum, a constitué l'orifice inguinal profond. La forme de cet orifice est plutôt celle d'une fente à direction verticale. Il est situé un peu au-dessus de l'arcade crurale vers son milieu. Il présente deux lèvres :

Une lèvre interne saillante formée par la duplicature du fascia à ce niveau.

Une lèvre externe présentant un léger rebord fibreux dû à quelques fibres de renforcement, mais qui ne fait point saillie, vu qu'elle fait suite à l'obliquité du canal.

Entre la lèvre interne et le bord du tendon conjoint, la paroi postérieure n'est formée que par le *fascia transversalis*. C'est le point faible de cette paroi. Elle est traversée en son milieu par les vaisseaux épigastriques qui la renforcent un peu à leur passage. C'est un lieu de production de hernies.

Les deux parois que nous venons d'étudier, maintenues écartées par le passage du cordon, se rejoignent au-dessus et au-dessous de lui et, par suite de l'obliquité du canal, cette réunion diffère suivant les divers points que l'on examine.

Le bord supérieur est dans son tiers externe formé par la réunion de l'aponévrose d'enveloppe du transverse avec les plans tendineux ou musculaires du petit oblique ou du transverse ; dans son tiers moyen il répond au bord inférieur des deux muscles qui passent au-dessus du cordon : à ce niveau, commencent les fibres du crémaster externe, qui, pour certains auteurs, ne seraient autres que des fibres superficielles du petit oblique, repoussées en avant par le gubernaculum ; dans son tiers inférieur, il est formé par la rencontre du grand oblique avec le tendon conjoint.

Comme on le voit, le petit oblique et le transverse d'abord en avant du cordon, se trouvent ensuite en arrière de lui. Leur direction se croise en X avec celle du cordon, non pas que le petit oblique et le transverse changent de plan, mais en raison de la direction générale du cordon.

Le bord inférieur n'a pas dans toute son étendue, comme le disent les auteurs classiques, la forme d'une gouttière formée par l'union du *fascia transversalis* à la lèvre interne de l'arcade crurale, gouttière sur laquelle reposerait le cordon. Il ne présente cette disposition que vers la partie la plus inférieure du trajet du canal inguinal, mais à mesure qu'on remonte vers l'orifice profond, le cordon se trouve de plus en plus au-dessus du point de rencontre des plans qu'il écarte.

Telle est la disposition d'ensemble du canal inguinal. C'est une description un peu schématique, car le canal inguinal est des plus variables surtout au point de vue de la structure des divers plans qui contribuent à sa formation. L'obliquité qu'il présente normalement tend à disparaître sous l'influence des hernies, par suite de la distension de ses deux orifices. Or cette distension se fait en sens contraire :

L'orifice inguinal superficiel ne peut s'étendre qu'en haut et en dehors.

L'orifice inguinal profond se dilate en bas et en dedans. Par suite les deux orifices arrivent à s'opposer, le canal inguinal perd son obliquité et les deux anneaux se fusionnent pour ne former qu'un seul orifice.

II. Plan de glissement

Le péritoine, qui revêt intérieurement la cavité abdominale constitue le plan de glissement.

Nous avons vu qu'il envoie un prolongement dans le canal pour ouvrir la voie au testicule : c'est le canal péritonéo-vaginal. Ce canal a fait irruption à travers les parois en déprimant le *fascia transversalis*, et c'est dans cette dépression que s'engage au-dessous de lui et en dedans le testicule, situation dans laquelle resteront les éléments du cordon.

De la sorte ils sont contenus dans la même tunique fibreuse commune.

Ce canal, qui, chez les animaux, reste en communication permanente avec le péritoine, a, chez l'homme, une tendance naturelle à s'oblitérer. Mais il n'en est pas toujours ainsi et il peut persister plus ou moins indéfiniment et sur une étendue variable. Aussi présente-t-il, dans les cas de persistance, de nombreuses modalités, depuis celle où il y a communication complète avec la vaginale à celle de simple infundibulum, à l'entrée de l'orifice inguinal profond. Ces dispositions anatomiques du canal péritonéo-inguinal sont très bien et largement étudiées dans la thèse de Ramonède. Par suite, il y a là comme une voie ouverte à l'issue des viscères, et c'est ce qui donne lieu à la production des hernies congénitales proprement dites.

D'autre part, si l'on examine le péritoine par l'intérieur de la cavité abdominale, on voit qu'il est soulevé par trois cordons :

Artère épigastrique, artère ombilicale, ouraque.

Le soulèvement déterminé par l'artère épigastrique est peu saillant, ce qui fait que certains auteurs, au lieu de considérer trois fossettes déterminées par ces soulèvements, n'en admettraient que deux, une en dehors, l'autre en dedans de l'artère ombilicale. Blaise en admet quand même trois :

La fossette externe, constituée spécialement par l'infundibulum, reste du canal péritonéo-vaginal. Dans un travail sur le crémaster, le gubernaculum et la migration testiculaire paru dans le *Lyon médical* de 1886, Debierre et Pravaz signalent à ce niveau l'insertion des fibres du crémaster interne au péritoine qui se trouve en ce point intimement uni au *fascia transversalis* : cette insertion exagérerait cette disposition en fossette.

Fossette interne (fossette moyenne de Tillaux) en dehors de l'artère ombilicale.

Fossette vésico-pubienne (fossette interne de Tillaux) entre l'artère ombilicale et l'ouraque.

Comme en dedans de l'artère épigastrique se trouve un *point faible* de la paroi postérieure du canal, c'est par là que passeront les viscères faisant irruption au dehors au niveau des dernières fossettes.

III. Mécanisme de production de la hernie

Ces dispositions du péritoine sont considérées généralement comme des amorces de hernie. Que l'équilibre entre la pression intra-abdominale et la résistance des parois disparaisse, les viscères trouvent un commencement de voie pour faire irruption au dehors. Cependant la nature semble s'y être opposée par la disposition oblique du canal inguinal. O. Marcy, dans un travail sur la hernie inguinale chez l'homme, compare sa disposition à celle de l'entrée de l'uretère dans la vessie, quoiqu'elle soit loin d'être identique ; de même que l'augmentation de la tension intra-vésicale rapproche les parois de l'uretère, de même la pression intra-abdominale, s'irradiant du promontoire comme centre pour venir agir à angle droit sur le canal, maintient les parois de ce dernier plus ou moins accolées. Mais ici il faut tenir compte de la variabilité des parois, de la présence du cordon, et des variations qu'il peut imprimer au canal par celles qui peuvent se produire dans ses dimensions, vu la présence de plexus veineux.

En tout cas, que pour une cause ou une autre, l'infundibulum s'entr'ouve davantage, que la disposition en fossette devienne plus considérable, l'intestin ou l'épiploon, en s'y engageant, accentuera ces dispositions, agira comme un coin et, la tension abdominale aidant, forcera de plus en plus l'entrée du canal, jusqu'au moment où les viscères feront irruption au dehors à travers le canal inguinal jusqu'au fond des bourses. Qu'il se rencontre des cas ou le testicule ne soit pas descendu, la hernie ne pouvant s'étendre en bas, écartera les plans abdominaux, s'étalera au-dessus du canal. On aura alors l'une des variétés suivantes :

Hernie inguino-propéritonéale de Krönlein ;
Hernie inguino-interstitielle de Goyrand ;
Hernie inguino-superficielle de Küster.

Ce sont là les conditions locales que la plupart des auteurs font intervenir pour expliquer la genèse de la hernie inguinale.

Les uns insistant sur la faible résistance des parois et l'existence d'un point faible en cette région.

Les autres insistant plutôt sur la préformation du sac apte à recevoir les viscères.

Ainsi pour Félizet[1], la conformation des piliers de l'orifice superficiel est tout dans l'origine des hernies de l'enfance. Pour lui, il distingue :

Dans une première catégorie, les cas où il y a un orifice large et dilaté avec baie herniaire entourée de bons piliers capables de reprendre leur puissance ;

Dans une seconde catégorie, les cas où il y a défaut d'un ou même des deux piliers (le plus souvent le pilier externe) par suite d'arrêt de développement.

De là, deux grandes classes de hernies :

Hernies par déformation ou dilatation du canal inguinal, où le bandage peut être d'un grand secours pour permettre au canal de reprendre ses dimensions normales ;

Hernies par malformation, où il n'y a d'autre opération possible qu'une intervention sanglante.

[1] *Hernies inguinales de l'enfance*, Paris, 1894.

Pour d'autres, l'épiploon jouerait un rôle important dans l'origine des hernies et sans prétendre que, dans le cas présent, il soit l'auteur de la préformation du sac, c'est lui qui le plus souvent ouvre la voie. Ainsi Lucas-Championnière lui accorde une grande importance dans la production des hernies et surtout dans la survenance des récidives après une intervention chirurgicale.

Outre ces conditions locales, bien des chirurgiens parlent de conditions générales, qui peuvent aider à la formation de la hernie inguinale, leur accordant un rôle plus ou moins prépondérant. Ce sont les causes qui agissent sur le contenu abdominal et modifient la tension intra-abdominale.

Nous les diviserons en deux classes :

Causes passives ;

Causes actives.

Causes passives. — Elles agiraient surtout dans les cas de hernie, que Bishop (*Etiologie de la hernie chronique par rapport spécialement à l'opération pour cure radicale*) appelle hernies chroniques, par opposition aux hernies soudaines et brusques le plus souvent étranglées. Leur action est lente et insidieuse. Nous considérerons :

1° Le poids de la masse intestinale, qui, douée d'une grande mobilité, vient agir à la partie inférieure de l'abdomen ;

2° Un défaut de proportion entre la capacité de la cavité abdominale et la masse des viscères contenus ;

3° Un défaut de soutien des viscères dû :

α Soit à une élongation du mésentère (Lawrence) ;

β Soit à une attache anormalement inférieure de ce dernier (Lockwood).

Ce sont là des causes qu'il est difficile d'apprécier et qui bien que, signalées par divers auteurs, sont rencontrées rarement d'une manière certaine. Bien des auteurs les discutent : ainsi Jonathan Hutchinson *(Pathological Society of London*, nov. 1887) ne peut croire que la longueur du mésentère soit la cause déterminante de la hernie inguinale chez l'homme, car chez les singes où le mésentère est toujours long, on se trouve le plus souvent, sauf chez le chimpanzé, en présence d'un processus funiculaire ouvert et cependant, comme l'a montré Sutton, la hernie est rare (3 cas sur 800 examinés).

Quoiqu'il en soit, quelques- unes de ces causes jointes à la flaccidité des parois abdominales pourraient expliquer la prédisposition de certains individus aux hernies.

Causes actives. — Bien qu'il soit difficile d'établir une démarcation bien nette parmi elles, nous distinguerons cependant :

Des causes physiologiques ;

Des causes pathologiques.

Les unes agissent d'une manière soudaine, d'autres d'une manière plus lente et plus ou moins continue.

Parmi les causes physiologiques, nous rangerons :

1° Les mouvements respiratoires de l'enfant après sa naissance qui augmentent la tension abdominale et qui ont d'autant plus d'action, que l'on se trouve en présence de tissus en voie de développement et d'un canal péritonéo-vaginal le plus souvent ouvert ;

2° Les mouvements de l'effort. Ici la pression intra-abdominale est doublement accrue :

α. Par la contraction des muscles des parois abdominales ;

β. Par le refoulement du diaphragme à la suite d'une inspiration forcée.

C'est là surtout la cause des hernies brusques et soudaines.

Parmi les causes pathologiques, il en est qui ont bien des points communs avec les précédentes, mais souvent aussi sont consécutives à une affection d'organes dont le fonctionnement donne lieu par suite à des efforts.

Ce sont :

1° Les efforts de toux dans la bronchite et l'emphysème ;
2° Les efforts de miction et de défécation.

La défécation exige des efforts plus ou moins considérables même physiologiquement, mais en tout cas, nous pouvons dire que son action est assez minime, car généralement, toutes les fois qu'on procède à cet acte, on a la position accroupie et, par suite, la fermeture du canal inguinal est obtenue par l'application de la cuisse contre l'abdomen.

Il en est autrement des efforts de miction : ils se rencontrent le plus souvent dans le jeune âge et la vieillesse. Chez les vieillards la cause en est surtout une hypertrophie de la prostate. Pour le jeune âge on fait intervenir la présence d'un phimosis et Pye-Smith insiste sur la fréquence de la concomitance de la hernie inguinale avec le phimosis : aussi, dit-il qu'avant d'opérer un enfant pour cure radicale il faut opérer le phimosis. Wright *(Med. chron.*, mars 1888) appelle aussi l'attention sur le phimosis, qui est imparfaitement reconnu comme cause, alors que pour lui elle est très efficace.

Pour Arbuthnot Lane[1], cette relation de coexistence est bien exacte, mais il ne croit pas que la hernie soit due aux efforts de miction déterminés par le phimosis. Pour lui, les deux affections seraient dues à un état général provoqué par une mauvaise alimentation. Il fait intervenir un état d'indigestion, qui, en irritant l'intestin, provoquerait une effusion séreuse dans le péritoine, amènerait un accroissement de tension abdominale. Par suite de la communication du canal péritonéo-vaginal avec le péritoine, il y aurait dilatation de ce canal et, comme conséquence, une issue des viscères. Le phimosis proviendrait de l'action irritative de l'urine sur la muqueuse du prépuce, qui, sous l'action de l'inflammation, rétrécirait son orifice. Aussi insiste-t-il sur ce point que l'on doit modifier d'abord l'alimentation de l'enfant et que l'on fasse disparaître l'état d'indigestion chronique.

Nous avons insisté sur ces diverses causes générales parce que toutes les fois qu'on les rencontrera dans l'étiologie de la hernie inguinale, il faudra s'en préoccuper si l'on veut faire la cure radicale.

Bishop, dans les conclusions de son mémoire[2], dit qu'on ne pourra compter sur la permanence d'une cure radicale qu'autant qu'on aura supprimé la cause efficiente de la hernie : aussi faut-il être très réservé dans tous les cas où l'on ne pourra éliminer cette cause productrice en tant qu'il s'agit des résultats éloignés de l'intervention.

[1] The causation and treatment of hydrocele and hernia in young infants *(Brit. med. journ.*, nov. 1893).

[2] De l'étiologie de la hernie chronique par rapport spécialement à l'opération pour cure radicale *(The Lancet*, fév. 1894).

Etude anatomique de la hernie inguinale (contenu et contenant).

Quoi qu'il en soit, une hernie inguinale se trouve constituée par le passage des viscères à travers le canal inguinal dans un sac séreux.

Nous ne nous préoccuperons pas ici d'étudier toutes les variétés de hernie, ni de les classer. Si parmi elles nous établissons des catégories, ce sera en rapport avec le but de notre travail.

Contenu. — Nous dirons peu de mots du contenu : l'étude en est bien faite dans les auteurs classiques. On trouve tantôt de l'épiploon, tantôt de l'intestin, soit isolément, soit simultanément. Le gros intestin est plus rare. On a signalé la présence d'autres viscères, l'ovaire chez la femme qui est cause de douleurs, la vessie chez l'homme et la femme.

Pour ce qui est de la vessie, c'est un fait qui est loin d'être rare dans les cas de hernie volumineuse : en effet, le sac se constitue surtout aux dépens du péritoine qui avoisine la vessie. Au niveau de l'orifice inguinal profond, le péritoine est plus ou moins adhérent au *fascia transversalis*, surtout au pourtour de l'orifice et à la partie supérieure. Mais à mesure qu'à partir de cet orifice inguinal profond on s'avance vers la ligne médiane, le péritoine n'est plus aussi intimement uni au *fascia transversalis :* il en est séparé par un tissu cellulo-fibreux qui se partage en lames celluleuses, dans les mailles desquelles se trouve contenue la graisse præpéritonéale.

Mais, arrivé au niveau de la vessie, le péritoine est uni plus ou moins intimement aux structures anatomiques de celle-ci et surtout dans la région du sommet. Aussi comprendra-t-on qu'à mesure que le sac se forme il le fait aux dépens de cette portion du péritoine qui attire avec lui la vessie. Blaise signale que, dans les opérations pour cure radicale, au moment où l'on opère la traction sur le péritoine, il faut s'attendre à voir apparaître la vessie au niveau de la plaie.

Contenant. — De toutes les enveloppes herniaires, le feuillet séreux, dépendance du péritoine, qui constitue à proprement parler le sac herniaire est celle qui intéresse particulièrement le chirurgien qui veut entreprendre une cure radicale. Il importe alors de connaître parfaitement les connexions de ce feuillet séreux dans le canal inguinal.

Avec Broca, nous distinguerons au point de vue anatomique, deux grandes catégories de hernies :

1° Cas où le sac se trouve compris sous la fibreuse commune du cordon : hernies intra-funiculaires ;

2° Cas où le sac se trouve en dehors de cette même fibreuse commune : hernies extra-funiculaires.

Broca établit entre elles une autre distinction basée sur la nature de l'enveloppe fibreuse :

Dans les hernies intra-funiculaires, le sac est recouvert par la tunique fibreuse commune, dépendance du *fascia propria* du péritoine ; pour les autres, le revêtement serait généralement formé par le *fascia transversalis* refoulé. Mais pour les auteurs qui admettent que la tunique fibreuse commune est une dépendance du *fascia transversalis*, cette distinction ne saurait exister.

Pour nous, nous retiendrons seulement le point qui

vise la position du sac par rapport à la tunique fibreuse commune.

Les *hernies intra-funiculaires* constituent la catégorie la plus nombreuse et pourraient être considérées toutes comme des hernies congénitales, car, même dans les hernies que l'on dénomme habituellement hernies acquises, il y a toujours une disposition congénitale, c'est la dépression infundibuliforme au niveau de l'anneau profond qui est un reste du canal péritonéo-vaginal. Cette dépression sera apte à recevoir les viscères, et ceux-ci, sous l'influence de causes diverses déjà énumérées, pourront, s'ils trouvent une paroi plus ou moins affaiblie, s'insinuer parmi les tissus et faire progresser le péritoine sous la tunique fibreuse commune.

Postempski à la réunion de 1891 de la Société de chirurgie italienne insiste sur les constatations faites sur 170 cas de cure radicale. Il en tire cette conclusion que la hernie inguinale reconnaît comme facteur étiologique un défaut congénital, que la vraie forme acquise au vrai sens du mot est rare. Sur les 170 cas, l'explication de congénitalité tirée de l'anatomie n'a fait défaut que neuf fois.

En tout cas, les hernies intra-funiculaires sont toutes des hernies obliques externes, sorties de l'abdomen à travers l'anneau profond. Nous y distinguerons :

1° Des hernies congénitales proprement dites ;

2° Des hernies congénitales acquises.

Les *hernies congénitales proprement dites* comprendront celles dans lesquelles il y a toujours eu une persistance plus ou moins complète du canal péritonéo-vaginal. Elles offriront des formes variables en corrélation avec la diversité qui préside à l'oblitération du canal. La forme la plus complète sera celle où l'intestin touchera au testicule ou n'en sera séparé que par une mince membrane séreuse. Les formes intermédiaires établissent une transition avec la forme que nous appelons hernie congénitale acquise.

Ici le sac présente bien des modalités, particulièrement chez l'enfant où l'on a sous les yeux des hernies en voie de modifications qui tendent à la guérison spontanée dans quelques-unes de leurs dispositions. A signaler la concomitance de la hernie et de l'hydrocèle. Pour Richelot, l'hydrocèle, même isolée, constitue une « hernie en puissance » alors que pour Berger ce serait le plus souvent une hernie en voie de guérison.

A signaler encore les modalités où le péritoine abdominal s'est engagé le long du canal inguinal pour venir former un nouveau sac, soit à l'intérieur du canal péritonéo-vaginal, soit en dehors, auquel cas il s'accole plus ou moins à lui.

Dans cette catégorie de hernies, il y a rapport intime entre le sac herniaire et le cordon dont les éléments se trouvent le plus souvent ramassés en dedans et en arrière. Les rapports sont tels que le cordon peut faire saillie à l'intérieur du sac et n'avoir de rapports avec la fibreuse commune que par une sorte de méso. La nature de ces connexions du sac avec le cordon prête à discussion entre les chirurgiens.

Ainsi pour Ramonède, il y aurait adhérence intime avec les éléments du cordon, adhérence qui pourrait aller jusqu'à une confusion inextricable entre ces diverses parties, d'où des difficultés de dissection telles qu'on ne devrait pas chercher à disséquer le sac, sous peine de léser des organes importants.

Même dans le cas de sac funiculaire, toujours d'après Ramonède, il y aurait encore une circonstance qui rendrait la séparation du sac difficile. Elle consiste en un cordon fibreux qui part de son fond, se jette sur la tunique vaginale avec laquelle elle se continue : c'est un vestige du canal péritonéo-vaginal oblitéré seulement en un point limité au-dessus du testicule.

Au contraire, Richelot dans les conclusions qu'il établit à la discussion de la Société de chirurgie, en 1887, dit : « que le conduit vagino-péritonéal, qui sert de sac aux hernies dites congénitales, peut toujours être séparé des éléments du cordon comme un sac inguinal ordinaire et disséqué jusque dans la profondeur du trajet. La résection totale du sac inguinal est toujours possible, sauf quelques cas d'adhérences intestinales, soit dans des kélotomies pour étranglement, soit dans des cures radicales faites d'emblée. »

Dans les hernies précédentes, le sac était plus ou moins préformé.

Dans les *hernies congénitales acquises*, au contraire, le sac se constitue de toutes pièces aux dépens du péritoine pariétal avoisinant l'anneau profond.

Elles doivent cependant leur existence à une disposition congénitale qui n'est autre que la dépression infundibuliforme du péritoine à ce niveau. Cet infundibulum est le terme ultime des dispositions anatomiques du canal péritonéo-vaginal. Apte à recevoir les viscères, il peut s'insinuer sous la tunique fibreuse du cordon par l'influence de circonstances autres que précédemment, d'où une évolution différente, ce qui fait que cliniquement, il y a une grande distinction à établir entre les deux variétés.

Pour Ramonède, la façon toute différente dont se comporte le sac avec les éléments du cordon lui paraît exclure l'idée de hernie congénitale et lui faire admettre celle de hernie acquise, alors que pour Broca la hernie, dans ces conditions, peut être encore considérée théoriquement comme congénitale, vu que les viscères sont sous la gaine fibreuse du cordon. Ce n'est là qu'une question de nuances et surtout de mots. Car, en somme, il y a concordance entre les deux auteurs en ce qui concerne la situation du sac par rapport à la fibreuse commune et c'est là le fait important. En effet, voici, à ce propos, l'opinion qu'émet Ramonède dans sa thèse :

« Dans toute hernie inguinale (variété oblique externe du moins), le sac est toujours placé à l'intérieur du cordon. On conçoit, d'autre part, que, dans sa progression parmi les éléments du cordon au travers du tissu cellulaire qui les unit, un sac de hernie acquise prenne vis-à-vis d'eux une situation variable selon les cas, qu'ils peuvent être dissociés et rejetés à la périphérie du sac. »

Quant à ce qui concerne les connexions du sac avec cette tunique fibreuse, on admet généralement qu'elles permettent sa dissection complète. Il y aurait entre la tunique fibreuse et le sac une légère couche cellulaire qui se laisse facilement détacher. Par suite, le sac séreux est rarement adhérent aux éléments du cordon auxquels la tunique fibreuse sert de substratum. Il faut cependant tenir compte des hernies anciennes qui ont pu subir des modifications à la suite de compression ou d'inflammation, bien que dans ces cas des chirurgiens admettent que le sac en est le plus souvent indemme et qu'elles portent plutôt sur la tunique fibreuse qui s'hypertrophie.

Pour les *hernies extra-funiculaires*, que l'on peut considérer comme les hernies véritablement acquises, dues généralement à l'existence d'un point faible, elles sont bien moins nombreuses, quoiqu'on soit loin d'être d'accord sur la proportion de leur nombre. Elles comprennent :

1° Peut-être des hernies obliques externes, qui auraient fait issue entre l'anneau profond et l'artère épigastrique ;

2° Plus habituellement des hernies directes. Broca pense qu'elles sont plus fréquentes qu'on ne croit. Elles sont en dedans de l'artère épigastrique ;

3° Des hernies obliques internes, venant généralement faire issue au même point que les précédentes. Elles sont rares.

Ces hernies peuvent s'être produites à travers une éraillure du *fascia transversalis*, mais le plus souvent elles l'ont refoulé. A propos des hernies directes, Blaise signale des fibres tendineuses du tendon conjoint, qui quelquefois sont repoussées en avant par la hernie. Dans d'autres cas, ces fibres tendineuses sont rejetées sur le côté interne et viennent former un rebord plus ou moins saillant au niveau du bord externe du ligament de Colles.

Chez la femme, on peut faire les mêmes distinctions, quoique les chirurgiens soient loin de s'entendre sur la proportion à établir entre chacune de ces variétés.

Ainsi Lucas-Championnière considère la variété congénitale comme la plus fréquente (12 cas sur 14 opérées), elle serait due à la persistance du canal de Nück. Il basait son opinion sur les connexions du sac avec les fibres du ligament rond et la présence de petits kystes faisant suite au sac et se prolongeant jusque dans la grande lèvre. Il aurait trouvé en outre assez souvent l'ovaire plus ou moins altéré à l'origine du sac.

Berger est loin d'être de cet avis. Il distingue deux variétés de hernies :

1° Hernies pourvues d'un sac sans connexions étroites avec le ligament rond, sans adhérences et pouvant rapidement s'isoler (hernies acquises) ;

2° Hernies avec ligament rond, intimement uni au sac qui est mince et facile à déchirer.

Il a, de plus, moins fréquemment que Lucas-Championnière, remarqué les lésions des annexes.

Quoi qu'il en soit des connexions du sac avec le ligament rond, leur connaissance est moins nécessaire, vu que, chez la femme, on peut sans inconvénients, pratiquer l'ablation du ligament rond et, par suite, s'éviter les difficultés d'une séparation trop laborieuse.

CHAPITRE II

De la cure radicale de la hernie inguinale.

Comme toutes les hernies, la hernie inguinale est, pour celui qui en est porteur, une infirmité qui, en outre de la gêne qu'elle lui occasionne, peut devenir, d'un moment à l'autre, une menace d'accidents plus ou moins graves.

C'est comme une sorte d'impedimentum dont, sa vie durant, l'individu affecté doit tenir compte et qui souvent le met dans une situation plus ou moins inférieure vis-à-vis de ses semblables et lui impose une prudente réserve à se livrer à certains exercices physiques et à certains travaux.

Aussi, de tout temps, la hernie inguinale a-t-elle attiré l'attention des chirurgiens. Plus que toute autre, en dehors de sa fréquence, elle a exercé leur sagacité, car dans toutes les tentatives imaginées pour en débarrasser l'homme, on a dû se préoccuper de la présence du cordon, organe que l'on ne pouvait traiter sans ménagement.

Dès l'antiquité, la cure radicale fut l'objet de tentatives, d'autant plus, qu'alors, être porteur d'une hernie était considéré comme une tare infamante et, qu'en outre, les accidents inhérents à cette affection étaient plus redoutables par ce fait qu'on n'osait s'attaquer à l'étranglement de la hernie, complication grave et le plus souvent fatale, si on n'y remédie aussitôt. D'ailleurs les bandages étaient peu connus ou ne pouvaient donner tous leurs bons effets vu leur imperfection.

Toutefois les chirurgiens étaient assez réservés dans le traitement de la hernie inguinale par les méthodes sanglantes à cause des lésions possibles du cordon. Aussi s'adressaient-ils volontiers tantôt aux moyens médicaux, tantôt aux topiques, soit astringents, soit caustiques.

Cela n'empêcha pas les méthodes sanglantes d'être pratiquées, mais cette façon de traiter les hernies tomba dans les mains d'empiriques et de charlatans. Vers le XVIe siècle ces opérateurs qu'on désignait sous le nom de « herniers » formaient de véritables dynasties qui se transmettaient de père en fils la technique de l'opération. Pour s'épargner la peine de séparer le sac herniaire des tissus environnants, ils pratiquaient délibérément l'ablation du cordon et du testicule, si bien que la cure radicale de la hernie inguinale devenait une castration. C'était une opinion commune qu'on ne pouvait guérir de sa hernie sans perdre son testicule et cette opinion était même admise par certains praticiens. Il y eut une telle débauche opératoire que les pouvoirs publics s'en émurent et à diverses périodes ils furent obligés de prendre des mesures sévères pour y mettre un terme ; il était à craindre qu'il ne s'ensuivît la dépopulation.

Cependant à cette époque des protestations s'élevèrent parmi les chirurgiens contre cette manière de traiter la hernie : on s'occupa de perfectionner les bandages, d'imaginer des opérations qui permissent la conservation du testicule tout en supprimant la hernie, et enfin Franco essaya le premier de s'attaquer à la hernie étranglée.

Mais il faut arriver au XVIIIe siècle pour trouver un véritable traitement palliatif qui, en supprimant plus ou moins les inconvénients de la hernie, en écarte les dangers qui peuvent s'ensuivre. Les bandages subissent de tels perfectionnements qu'ils permettent d'obtenir une contention efficace. Leur application devient bientôt générale. On les varie, on les modifie de manière à les rendre le plus confortables possible suivant les cas.

Les avantages d'un tel traitement étaient réels et nombreux, et, dans la majorité des cas, ils rendaient la présence de la hernie compatible avec la vie ordinaire d'un individu, lui permettant de vaquer sans dangers à ses occupations courantes. Aussi les chirurgiens laissent-ils plus ou moins dans l'oubli les tentatives de cure radicale, ils n'y songent pas et c'est pour eux un devoir même de n'y pas songer.

Cependant de ci de là apparaissent des tentatives de cure radicale qui souvent n'ont d'autre adepte que celui qui les pratique, mais qui n'en sont pas moins fréquentes. C'est que, malgré tous les bons effets que l'on peut retirer d'une application bien conduite des bandages, il y a loin de là à une cure radicale. Sauf exception, l'individu affecté conserve sa hernie et sans parler des complications qui peuvent l'accompagner, c'est toujours pour lui une source d'ennuis. Si bien supporté que soit le bandage il est pour lui un compagnon de vie dont il ne peut se débarrasser sans grand risque. Son application demande parfois des ménagements assez minutieux, et, enfin, ce qui n'est pas à négliger pour les classes pauvres, il est d'un prix plus ou moins élevé.

Aussi malgré les anathèmes de la majorité des chirurgiens, il s'en est trouvé parmi eux d'assez audacieux pour chercher une méthode d'opération qui en supprimant la hernie, rendît le port du bandage inutile Mais ces opérations, bien étudiées dans la thèse de Segond étaient plus ou moins compliquées, d'une efficacité douteuse et non sans péril. Aussi ne pouvaient-elles pas se justifier aux yeux de la majorité des chirurgiens qui préféraient faire supporter au hernieux l'inconvénient d'un bandage que lui faire courir les dangers d'une opération.

Ces tentatives plus ou moins isolées restaient dans l'ombre quand l'avènement des méthodes antiseptiques vint leur donner un nouvel essor. Grâce à celles-ci les chirurgiens devinrent plus audacieux, craignirent moins de s'attaquer au péritoine ou à ses dépendances. On opéra hardiment la hernie et les procédés, tout en étant moins timides, devinrent moins compliqués et laissèrent moins à l'inconnu.

La première tentative faite par Steele, en Angleterre, en 1873, fut bientôt suivie d'autres tentatives soit en Angleterre, soit sur le continent. Schede, Nussbaum, Riesel, Socin, Czerny s'efforcent les uns et les autres de pratiquer des cures radicales. En France, Lucas Championnière est un des premiers à la pratiquer et soutient en sa faveur une lutte des plus vives. La majorité des chirurgiens étaient loin d'approuver de telles tentatives et, à leur sujet, il y eut dans diverses sociétés de chirurgie des discussions mémorables. Lucas Championnière, à ce propos, rappelle l'opinion d'un de ses contradicteurs disant que celui qui faisait de tels essais était passible de la cour d'assises.

Cependant les essais se multipliaient, les procédés se perfectionnaient et il vint un moment où l'on ne discuta plus l'opération elle-même, où l'on admit qu'elle devait entrer dans la pratique chirurgicale, et le fort de la discussion porta alors sur la question de savoir quels cas il fallait soumettre à l'opération.

Bien des chirurgiens tombent d'accord avec Trélat, quand il dit qu'on doit opérer toute hernie inguinale chaque fois *qu'elle n'est pas complètement, facilement et habituellement réductible et maintenue par un bandage.*

Mais ce sont là des cas plus ou moins compliqués où le traitement palliatif devient impuissant, et où l'opération est faite moins dans le but de supprimer le bandage que d'en rendre l'usage commode.

Or, une véritable cure radicale, devant rendre inutile le traitement par les bandages, doit avoir un champ plus étendu, et ses véritables partisans prétendent qu'elle doit s'appliquer indistinctement à tous les cas de hernie, si simples et réductibles qu'elles soient, qu'elle doit procurer au hernieux une situation identique à celui qui est dépourvu de cette infirmité.

Une telle opération, en conséquence, pour être parfaitement licite, devait répondre aux deux desiderata suivants :

Bénignité et efficacité.

La bénignité était obtenue par des mesures antiseptiques et aseptiques rigoureuses.

Quand à l'efficacité, c'était surtout le fait de l'opération, et c'est là un point de grande importance.

« Si alors, dit Mc Burney, dans un mémoire sur la cure radicale, une opération sûre pour la hernie non étranglée peut offrir au malade une probabilité d'une cure radicale permanente, il évitera ainsi les risques futurs d'un étranglement. En conséquence, le taux de la mortalité pourra être envisagé à un point de vue différent que si on la faisait pour la guérison d'une infirmité qui ne se manifestera jamais comme pouvant devenir un danger pour la vie. On pourra comparer un peu la mortalité à celle qui suit les opérations pour suppression d'un rétrécissement de l'urètre, état qui, quand il est négligé, est capable d'amener la rétention et l'infiltration d'urine. Cette condition dont je parle — c'est-à-dire que l'opération doit offrir au malade une probabilité de cure radicale permanente — est certainement maintenant le point qui doit intéresser surtout le chirurgien. Quant à la question d'une sécurité suffisante, elle est bien établie en faveur de l'opération. Seule la question de la permanence de la cure est encore en discussion. »

Les chirurgiens sont loin de s'entendre sur la meilleure façon de procéder pour atteindre ce but. Une foule de méthodes opératoires ont été imaginées, chacun des promoteurs faisant valoir en sa faveur de nombreux avantages, fournissant à l'appui des résultats opératoires excellents.

Ce sont ces méthodes opératoires que nous allons essayer de faire connaître dans la suite de notre travail, exposant d'abord la technique, puis, dans une étude d'ensemble, les comparant entre eux et les appréciant autant que possible par leurs résultats.

[1] *New York medical journ.*, année 1888, t. Ier.

Nous n'étudierons que les méthodes sanglantes, celles qui se réclament du bistouri, laissant de côté certaines méthodes encore employées comme :

Les méthodes des injections péri-herniaires ;

Les méthodes sous-cutanées ;

Ce sont là des procédés qui sont loin de s'appliquer à tous les cas de hernie qui agissent quelque peu à l'aveuglette et sont de plus en plus abandonnés à mesure que se perfectionnent les méthodes sanglantes.

Celles que nous allons étudier on les a dénommées de façon fort diverse :

Méthodes modernes, méthodes antiseptiques, méthodes de dissection.

A toutes ces dénominations nous préférons celle de :

Méthodes du bistouri,

ce qui ne préjuge rien et indique seulement que c'est une opération sanglante.

Tout d'abord, il n'y a eu que des procédés qui s'attaquaient directement à la hernie : on la mettait à découvert et les divergences n'apparaissaient que lorsqu'il fallait parfaire l'opération. Ce sont :

Les méthodes directes.

Mais, en 1891, à l'Association médicale britannique, Lawson Tait a soulevé une discussion sur un procédé de cure radicale par la section abdominale. Ce seront :

Les méthodes indirectes.

Donc nous distinguerons deux groupes principaux :

1° Méthodes directes ou extra-abdominales ;

2° Méthodes indirectes ou intra-abdominales.

CHAPITRE III

Méthodes extra-abdominales.

Toutes ces méthodes ont pour objectif commun : la découverte du sac et de l'orifice herniaire.

Aussi toutes procèdent-elles, dès le début, à l'incision de la peau et des tissus superficiels qui recouvrent la tumeur herniaire. Il existe bien des variantes dans la façon de pratiquer cette incision, mais, en fait, ce premier temps de l'opération n'a qu'une importance relative pour le résultat recherché. Ce sont généralement des considérations secondaires qui guident les chirurgiens dans les modifications qu'ils mettent en avant. D'ailleurs, à propos de chaque méthode, nous ferons connaître les variantes.

Les divergences portent surtout sur la longueur de l'incision, les uns ne craignant pas une longue incision de manière à se donner le plus de jour possible pour les manœuvres ultérieures, les autres s'efforçant de la limiter pour ne pas sectionner trop largement la paroi.

On recommande d'opérer à blanc, de manière à y voir clair : d'ailleurs l'écoulement sanguin est minime, peu de vaisseaux importants à ce niveau. Si l'incision est un peu étendue, il faut avoir présent à l'esprit que l'on peut blesser l'artère épigastrique externe qui, dans certains cas, peut être assez volumineuse pour donner une hémorragie gênante. Il est facile d'y obvier par l'emploi des pinces hémostatiques.

Il faut aussi procéder avec précaution, car il est quelquefois assez difficile de trouver le sac et si l'on veut précipiter ce premier temps opératoire, il peut arriver que l'on dépasse la mesure.

Le sac découvert, la suite de l'opération est bien différente suivant les chirurgiens. On a à se préoccuper :

De la poche herniaire,

De l'orifice ou des orifices.

Bien des procédés ont été imaginés dans la façon de les traiter.

Cependant le point qui a suscité le plus de divergences et aussi le plus de difficultés c'est principalement le sac. Dans la hernie inguinale les difficultés sont encore accrues de ce fait qu'il faut tenir compte des éléments du cordon logés généralement avec le sac sous la même tunique fibreuse.

Comment agir dans une telle occurrence?

Faut-il essayer de pratiquer la libération du sac d'avec les éléments du cordon ?

Faut-il, au contraire, laisser les choses en l'état ou tout au moins ne pratiquer qu'une libération partielle ?

De là deux grandes variétés de procédés :

Méthodes de libération du sac,

Méthodes de non-libération du sac.

Nous ne pensons point que cela soit une classification parfaite, nous la proposons néanmoins comme un cadre commode qui nous permettra de mettre un peu d'ordre au milieu de cette diversité de procédés et d'en faire un exposé aussi clair et exact que possible. D'ailleurs dans notre étude comparative, nous nous réservons d'envisager ces procédés d'une façon plus synthétique.

Dans un appendice nous dirons un mot des manœuvres opératoires imaginées pour certains cas spéciaux de hernie inguinale :

Soit que ces hernies se compliquent d'ectopie intestinale,

Soit qu'elles s'accompagnent d'un effondrement plus ou moins complet de la paroi abdominale.

Dans le premier cas, il faudra tenir compte de la présence du testicule et généralement à la cure radicale viendra s'ajouter une nouvelle opération :

L'orchidopexie.

Dans le second cas, il faudra se préoccuper de renforcer la paroi abdominale qui parfois existe à peine à ce niveau.

Section première. — **Méthodes de libération du sac.**

L'objectif recherché par la plupart de ces méthodes c'est de débarrasser le trajet herniaire ou tout au moins le canal inguinal du feuillet séreux qui le tapisse. Bien des chirurgiens ne croient possible une cure radicale qu'autant qu'on aura exécuté parfaitement cette partie de l'opération.

Mais dans cette libération, on a à compter avec les éléments du cordon et d'autant plus que la hernie opérée sera une hernie congénitale.

Certains chirurgiens, comme Kraske, frappés des difficultés de ce temps opératoire, pensant que cette libération ne pouvait se faire sans lésions du cordon, lésions préjudiciables le plus souvent à la vitalité du testicule, émettaient l'opinion que, dans les cas de hernie réellement congénitale, il n'y avait qu'une façon de procéder :

C'est de pratiquer la castration.

Ils revenaient ainsi à une pratique courante au XVIe siècle. Von Bergmann va même plus loin et il prétend qu'il ne peut y avoir de cure radicale tant qu'on laissera un passage pour le cordon.

Cependant la majorité des chirurgiens étaient loin de se rallier à une telle opinion et ils pensaient avec raison que c'était faire un trop grand sacrifice, en comparaison du résultat plus ou moins incertain. Il valait mieux alors imposer au malade le port d'un bandage, si gênant qu'il pût être, plutôt que de lui imposer le sacrifice d'un testicule et quelquefois des deux, surtout dans le cas de jeunes gens. Il faut excepter cependant les cas où l'on se trouverait en présence d'un testicule :

Inutile (atrophie), et encore ici faut-il tenir compte de l'influence morale du testicule,

Incommode (douloureux),

Dangereux (néoplasique).

Aussi se sont-ils efforcés de rechercher s'il ne serait pas possible d'obtenir le résultat cherché sans léser le testicule. L'opération est devenue compliquée, mais on évitait le sacrifice d'un organe important. Certains même dans le cas de hernie congénitale, se sont contentés de ne faire qu'une libération partielle laissant *in situ* la portion adhérente au cordon. En tout cas, toutes les fois qu'il est possible, ces chirurgiens même libèrent le sac sur toutes ses faces surtout au niveau du collet.

Cette question de la libération du sac est moins difficultueuse chez la femme, car ici, on n'a pas à observer les mêmes ménagements vis-à-vis de l'organe qui traverse le canal inguinal. Néanmoins, conseille-t-on quand même une dissection soigneuse, afin de remplir parfaitement les conditions que les chirurgiens croient nécessaires à l'obtention d'une cure radicale.

Ceux qui libèrent le sac ne le font pas à des points de vue identiques :

Pour les uns, c'est dans le but de pratiquer son ablation.

Pour les autres, c'est dans le but de pouvoir en disposer pour rendre la région plus rebelle aux récidives. De là :

Méthodes de libération :
- Avec excision du sac.
- Avec conservation incomplète ou complète du sac.

§ I. — Méthodes de libération avec excision du sac

La généralité de ces méthodes recherchent la réunion par première intention aussi rapide que possible. Mais, il y a quelques années, un chirurgien américain, Mc Burney, pénétré de cette idée qu'une telle manière de faire ne pouvait donner une cicatrice assez solide, a eu pour but de retarder autant que possible le processus de cicatrisation et sa pratique est couramment employée en Amérique.

De là :

Méthodes *per primam.*

Méthodes *per secundam.*

Méthodes « per primam ».

Dans le cours des manœuvres opératoires, les chirurgiens, tout en traitant le sac de façon à peu près identique, agissent différemment vis-à-vis du canal inguinal, tant pour faciliter la libération du sac que pour modifier sa constitution intime.

Les uns ne touchant aucunement à ses parois, sauf pour y passer des fils de suture;

Les autres sectionnant tantôt une seule paroi, tantôt toutes les deux, quitteà les rétablir en suturant les lèvres de l'incision. De là :

Méthodes à canal intact.

Méthodes à canal sectionné.

Méthodes a canal intact. — Dans les premières tentatives de cure radicale, des chirurgiens se contentaient le plus souvent, une fois le sac découvert et libéré dans la partie visible, d'en pratiquer la ligature :

Soit au niveau de l'anneau superficiel ;

Soit au niveau du collet plus ou moins haut dans le canal inguinal.

La ligature faite, ils excisaient le sac par une section un peu au-dessous de cette ligature. Le plus souvent, ils pratiquaient une kélotomie préliminaire, pour se rendre compte de l'intérieur du sac, s'assurer de l'état de son contenu, s'il y en avait, et le réduire ensuite. Ils attachaient peu d'importance au traitement du canal et de ses orifices.

S'il y avait quelques divergences, c'était sur le mode de ligature, les uns employant la ligature circulaire, d'autres transfixant le sac avec double fil dont chaque moitié entre-croisée était liée deux à deux de chaque côté en y joignant habituellement une ligature circulaire totale.

D'autres préféraient faire la suture du sac et l'exciser au-dessous de la ligne de suture.

Daniel Mollière, considérant que le point le plus important dans une cure radicale était la suppression de la poche herniaire, proposait la ligature élastique du sac ; il la plaçait aussi haut que possible, au delà du collet pour supprimer toute trace d'infundubilum. Il employait un fil de caoutchouc.

Bien d'autres chirurgiens qui s'occupaient de faire des cures radicales avaient appelé l'attention sur ce point de placer la ligature le plus haut possible.

Nous verrons dans l'étude consécutive des procédés que beaucoup accordent à ce principe une importance primordiale.

Outre ceux qui ne s'occupent que du sac, il y avait des praticiens qui portaient leur attention sur le canal inguinal et s'efforçaient de l'oblitérer plus ou moins.

Certains cependant n'accordent à ce temps de l'opération qu'une importance relative, comme par exemple Mitchell Banks et Félizet, dont nous allons donner un aperçu de leur manière d'opérer.

Procédé Mitchell Banks [1]. — Après avoir libéré aussi bien que possible le sac herniaire, il l'ouvre et traite

[1] Discussion sur la cure radicale de la hernie (*British medical journal*, 1893).

son contenu. S'il y a de l'intestin, il le réduit. S'il y a de l'épiploon il le lie et le résèque au-dessous de la ligature, réduisant le moignon dans la cavité abdominale. Le sac est ensuite attiré en bas, lié aussi haut que possible dans le canal, et réséqué au-dessous de la ligature.

Finalement il rapproche les piliers de l'anneau superficiel par deux ou trois sutures au fil d'argent, sutures qu'il laisse en place. Il croit inutile de rapprocher les parois du canal inguinal.

Procédé Félizet [1]. — Ce que ce procédé a de caractéristique, c'est la façon dont il procède pour pratiquer la dissection du sac surtout dans le cas de hernies congénitales. Il emploie à ce propos un ballon de caoutchouc rouge, mince et souple en forme de poire, muni sur un côté d'un tube de caoutchouc qui servira à l'insuffler. A travers une boutonnière faite au sac suffisante pour l'introduction d'un doigt il engage ce ballon replié, la petite extrémité dans le trajet inguinal, aussi profondément que possible. Le ballon occupe le sac herniaire. Avec quelques coups d'insufflation il se distend et forme « une tumeur artificielle » à la surface de laquelle s'étale le sac sous forme d'une « mince pellicule » qui est rendue très apparente par l'aspect rouge du sac situé au-dessous. Par suite, dit-il, la dissection du sac est singulièrement facilitée.

Il pratique aussi la suture des piliers, mais ne lui accorde pas une importance égale suivant les cas.

D'autres chirurgiens accordent plus d'importance au

[1] *Cure radicale des hernies particulièrement chez les enfants*, Paris, 1891.

traitement du canal inguinal, soit dans son ensemble, soit dans ses orifices.

Ainsi Annandale [1] procède de la façon suivante :

Il expose le sac — sa partie supérieure — par une incision sur la peau, puis pratique une petite ouverture dans le sac dont il réduit soigneusement le contenu. S'il se rencontre des adhérences soit de l'intestin soit de l'épiploon, il les libère auparavant de leurs attaches aux tissus environnants. Ensuite il amène le sac en bas, applique une ligature au catgut autour de son collet aussi haut que possible, excise le sac immédiatement au-dessous de la ligature.

Ensuite il unit par une suture continue au catgut les bords de l'ouverture, le moignon du collet du sac lié et le tissu cellulaire environnant.

Procédé analogue employé par Küster [2]. — Après le traitement du sac il assure ensuite l'occlusion de l'anneau superficiel par des sutures profondes du fil de soie ou d'argent, puis il réunit par plusieurs étages de suture continue au catgut toutes les parties molles comprises entre l'anneau et la plaie cutanée, de façon à ne laisser aucun espace dans lesquels puissent s'accumuler les sécrétions. Enfin suture continue de la plaie cutanée elle-même.

Kendal Franks [3] se préoccupe d'amener une occlusion

[1] Annandale (T.), On the radical treatment of hernia with the aid of catgut and listerian antiseptics *(Edinb. m. j.*, 1880-81).

[2] Von Büngner, Zur Radical operation der Hernien *(Deutsche Zeitsch f. Chir.*, 1894).

[3] The radical cure of hernia by the method of dissection *(Brit. med. journ.*, 1887, t. II).

parfaite du canal inguinal. Il traite de manière différente le sac suivant les cas : il ne pratique l'excision que lorsqu'il a à faire à des hernies volumineuses, à parois épaissies et présentant des adhérences.

Il le sépare des parties environnantes, l'ouvre et en explore l'intérieur en enfonçant le doigt jusqu'au niveau de l'anneau profond. Cela fait, il passe un fil d'argent à travers un pilier de cet anneau et un côté du sac. L'aiguille retirée, il la fait passer à travers l'autre côté du sac et l'autre pilier et alors il l'enfile du fil précédent qu'elle attire avec. Ce fil lié n'obture pas simplement l'anneau, mais fixe le sac entre ses piliers de manière à oblitérer sa cavité. Il emploie dans ce but ordinairement deux fils d'argent. Au-dessous de ces sutures il excise le sac. Dans le cas de hernie congénitale il sectionne le sac en travers. La partie inférieure servira à former une tunique vaginale; quant à la partie supérieure il la traite comme ci-dessus. Néanmoins il est très réservé dans sa dissection, de peur de léser le cordon.

Il s'occupe ensuite de clore le canal.

Il ferme d'abord la partie supérieure de l'anneau profond en passant le fil d'argent directement à travers l'aponévrose du grand oblique par-dessus l'anneau. L'aiguille est guidée par un doigt passé dans le canal et repoussant en avant le paroi abdominale. Armée du fil elle s'engage dans le ligament de Poupart et quand elle atteint le doigt, on la fait avec grand soin surgir dans le canal où l'on saisit le fil, et l'aiguille est retirée. Sans fil l'aiguille repasse à travers l'aponévrose du grand oblique, en un point correspondant à l'autre côté de l'anneau. Elle passe à travers le pilier interne, est amenée hors du canal, enfilée avec le fil d'argent et retirée ensuite. On passe un second fil à l'extrémité inférieure de l'anneau et de la même façon. Cette suture correspond généralement vers le milieu du canal. Enfin une troisième est passée à la partie inférieure de l'anneau superficiel. Elle doit clore cet anneau. Cela fait on fixe les fils par torsion. Il les laisse *in situ*.

Pour le reste de l'opération, il rapproche les tissus qui recouvrent le canal par une suture perdue au catgut et une suture oblique de la peau avec un pertuis à la partie supérieure pour le drainage (mais pour lui il est rarement requis).

Nous venons de voir que Kendal Franks fixe le moignon du sac dans l'orifice profond : d'autres ont fait davantage et y ont fixé un morceau d'épiploon, et certains, comme van Winiwarter, lorsqu'ils n'avaient pas de bouchon organique à leur disposition ont imaginé d'introduire entre les bords de l'anneau un morceau de gaze iodoformée pour en faire l'office.

Pour faciliter le rapprochement des piliers de l'anneau superficiel, des chirurgiens, comme Reverdin par exemple, ont proposé de pratiquer des incisions longitudinales de chaque côté des bords.

On a aussi conseillé l'avivement des bords de l'anneau pour obtenir une adhésion plus rapide et plus complète.

Landerer de Leipzig transporte en dedans le pilier externe de l'orifice superficiel du canal inguinal et le fixe fortement dans sa nouvelle position. On pouvait y ajouter la suture des deux piliers.

Méthodes a canal sectionné. — Jusqu'ici on a épargné les parois du canal. Cependant cela complique singulièrement la libération du sac, surtout, si l'on veut, comme beaucoup de chirurgiens, la pratiquer le plus haut possible, jusque même dans la cavité abdominale, afin de supprimer toute tendance infundibuliforme du péritoine. Aussi, dans ce but, ne craignent-ils pas de sectionner le canal pour se donner du jour.

Parmi les premiers promoteurs de la cure radicale, Riesel fut un de ceux qui incisaient au préalable la paroi antérieure du canal inguinal pour mieux atteindre ce résultat.

De même Lucas Championnière (voir pl. I) recommande cette incision pour pouvoir mieux faire cette libération (*Traité sur la cure radicale des hernies*, 1892).

Nous allons indiquer sa manière d'agir, car sa méthode est une de celles qui sont couramment employées en France.

Pour lui, toute méthode de cure radicale doit suivre l'ordre suivant dans les manœuvres opératoires :

Découvrir le sac ;

Découvrir le trajet herniaire ;

Découvrir le point rétreci par lequel passe la hernie.

L'incision doit porter au niveau du trajet herniaire intra-pariétal : c'est là surtout que doivent être effectuées les manœuvres de destruction et de réparation. Il faut y avoir un champ largement découvert.

L'incision ne doit pas porter sur les bourses : c'est une incision oblique, suivant la direction du canal inguinal, le cordon servant de point de repère. Cette incision des parties superficielles doit amener juste au-dessus de l'anneau superficiel.

Arrivé sur le canal, il faut le fendre à peu près sur toute

sa hauteur. Avant de pratiquer cette section, il repère cette paroi pour que les tissus cachés appartenant à la paroi fibro-musculaire, plus rétractiles que les tissus périphériques, ne disparaissent pas en quelque sorte. Il se sert de pinces spéciales, longues, à mors légèrement cannelés, à extrémités terminées par des dents assez longues pour pénétrer solidement la paroi fibro-musculaire. Il introduit deux de ces pinces suivant l'axe du canal inguinal — comprenant toute l'épaisseur de la paroi au-devant du cordon et les place à peu près parallèlement — les griffes étant fixées bien exactement à la même hauteur. Entre les deux pinces l'épaisseur de la paroi est coupée à coups de ciseaux et le canal largement ouvert.

Ceci fait, on recherche le sac qui se trouve inclus généralement sous la tunique fibreuse du cordon. On procède sagement, en faisant les incisions parallèlement à l'axe du canal, de façon à avoir moins de chances de blesser les organes importants du cordon. Le sac trouvé, les incisions pour le dégager seront faites perpendiculairement au sac, en voyant toujours ce que l'on fait. On ne doit jamais chercher à entrer d'emblée dans le sac.

Une fois ouvert on le repère à l'aide de pinces et on le vide de son contenu. Si c'est de l'intestin il est réduit, si c'est de l'épiploon on le saisit, on ne craint pas de pratiquer des tractions sur lui de manière à en attirer le plus possible au dehors. Puis on s'occupe de le lier : pour cela on le transfixe avec un fil double, que l'on fait entre-croiser et dont on lie les extrémités par-dessus chaque moitié de pédicule ; si celui ci est volumineux, on peut appliquer une série de ces sutures en forme de sutures en chaîne. Avoir soin autant que possible de comprendre les vaisseaux du pédicule dans une ligature. S'il y a des adhérences, on les détache.

Si l'intestin est adhérent, on s'efforce de le libérer. S'il y a difficulté, on prolonge l'incision au delà de l'anneau profond, de manière à pouvoir agir sur l'intestin par l'intérieur de la cavité abdominale. Si l'on ne peut libérer l'intestin sans craindre de le blesser, on peut le dépouiller autant qu'il est possible et le réduire avec le morceau de sac adhérent.

Cela fait, on s'occupe de libérer le sac des parties environnantes et surtout du cordon. C'est un temps un peu délicat de l'opération. Il faut se servir le moins possible du bistouri, faire cette dissection du sac soit avec les doigts, soit avec le manche du bistouri.

Ce qu'il y a d'important surtout, c'est de faire cette dissection au niveau du canal. Aussi dans le cas de hernies dont le sac s'étend dans le scrotum, on peut le sectionner en travers au-dessous de l'anneau superficiel laissant la partie inférieure à elle-même et libérant seulement la portion supérieure.

De même l'on fait pour la hernie congénitale, mais ici on peut suturer les bords du bout inférieur pour former une vaginale au testicule.

Cette dissection doit être soignée au niveau du collet et poursuivie jusque dans la cavité abdominale à 1 centimètre environ du pourtour de l'anneau profond. On attire autant que l'on peut le sac au dehors, on le pédiculise et on le lie de la même façon que l'épiploon. Cela fait on résèque le sac ou la portion de sac disséquée et on réduit dans l'abdomen le moignon que l'on refoule avec le doigt pour compléter le dégagement des adhérences. Surveiller toujours les éléments du cordon dans les manœuvres.

Puis on se préoccupe de fermer le canal. Autant que possible, faire soigneusement les sutures sans y attacher une importance primordiale.

Tantôt ce sont des sutures à simples points passés, mais le plus souvent il dispose les fils de manière à faire chevaucher l'une sur l'autre les deux lèvres de la fente du canal inguinal : un ou plusieurs fils doubles en U piqués dans une de ses parois vont repiquer l'autre paroi par-dessous pour être attachés ensuite au-devant de cette paroi : on place ensuite des points séparés sur les bords des lambeaux.

Par dessus il pratique des sutures perdues au catgut des tissus superposés au nombre de huit à dix : il évite les surjets. L'ensemble des fils et des parois suturées donne une masse dure constituant un véritable cordon. Les sutures ne doivent pas être trop serrées. Par dessus encore on suture la peau au crin de Florence. On place constamment un drain qui doit venir au contact de la suture sur le canal, mais jamais s'insinuer au-dessous.

Pansement antiseptique et compressif.

A propos des lignes d'incision à faire sur les divers tissus qui recouvrent la tumeur herniaire Kelly[1] a proposé une manœuvre opératoire spéciale qu'il a dénommée « Operation laminated ». Voici comment il procède :

Il incise la peau dans la direction axiale de la tumeur herniaire, il dissèque le bord inférieur sur une étendue d'environ un pouce, et alors à ce niveau procède à une nouvelle incision sur le *fascia superficialis*. Ceci fait, il

[1] *New York surgical Society*, mars 1891.

dissèque le bord supérieur de ce dernier sur une étendue d'environ également un pouce, et alors au niveau de la première incision, il incise l'aponévrose d'enveloppe du grand oblique et il poursuit ainsi jusqu'au canal inguinal.

Par suite, quand il suture les plans de couverture du trajet herniaire, les lignes de suture sont recouvertes par le tissu susjacent qui leur sert de support.

On ne s'est pas contenté d'ouvrir aussi franchement que possible le canal inguinal — certains même allant jusqu'à prolonger l'incision dans la cavité abdominale au delà de l'anneau profond. Des chirurgiens ont proposé la section complète de la région jusqu'au niveau du péritoine procédant ensuite à une réfection totale du canal inguinal, de manière à lui rendre sa direction oblique normale.

Bassini [1] a été un des premiers à mettre en pratique une pareille méthode, couramment employée maintenant : mais entre les mains des divers opérateurs qui en font usage, elle a subi de nombreuses modifications, en Italie notamment, à tel point que Parona [2], dans un mémoire sur la hernie inguinale, émit cette opinion qu'actuellement la cure radicale peut être considérée comme une spécialité de la chirurgie italienne.

Bassini ne se préoccupe que de restaurer le canal inguinal dans ses dispositions anatomiques naturelles, alors que d'autres chirurgiens comme Postempski, Muguai, recher-

[1] Nuovo metodo operativo per la cura dell' ernia inguinale *(Arch. ed Atti della Soc. Ital. di chir.*, 1887).

[2] Della cura radicale dell' ernia inguinale e di un nuovo metodo per ottenerla pel dottor Francesco Parona *(Gazetta medica Lombardia*, dec. 1891).

chent, au contraire, la formation d'un nouveau trajet pour le cordon, de manière à supprimer le canal inguinal.

Bassini va d'abord à la découverte du sac herniaire vers son issue de l'anneau inguinal superficiel. Là, il isole le cordon et le sac dans sa portion inférieure, puis sectionne l'aponévrose du grand oblique jusque vers l'anneau profond et continue vers le haut la libération du sac et du cordon.

Il lie le sac, le sectionne au-dessous de la ligature, laissant le moignon se retirer dans l'abdomen, tandis qu'il enlève le sac, soit en totalité soit en partie suivant que la hernie est acquise ou congénitale.

Cela fait, il soulève le cordon, le fait maintenir hors du champ opératoire, afin de pouvoir procéder à la réfection de la paroi postérieure. Il dissèque le conduit que forme le ligament de Poupart jusque vers l'anneau profond, détache la triple couche formée des muscles petit oblique et transverse et du *fascia transversalis* de ses connexions avec l'aponévrose du grand oblique et le tissu péritonéal. Cette dissection opérée, il attire en bas cette triple couche et va procéder à sa suture au bord interne du ligament de Poupart.

Afin de pouvoir pratiquer cet affrontement, avec facilité, il ne craint pas, dans certains cas, de faire des entailles profondes au niveau du bord externe du muscle droit pour rompre les connexions avec cette triple couche de tissus et permettre son abaissement.

La suture au ligament de Poupart s'étend sur un trajet d'environ 5 à 6 centimètres. Quand elle est finie, on remet en place le cordon et l'on unit par-dessus les deux lèvres de l'incision faite sur l'aponévrose du grand oblique, prenant soin de laisser juste le passage à la sortie du cordon. Suture des téguments.

Bassini ne tient aucun compte des orifices du canal.

Les deux procédés suivants ont pour but :

Soit de supprimer l'un de ces orifices ;

Soit de les rétrécir, et particulièrement l'un d'eux.

Ainsi Postempski[1] pensant que la cause principale des hernies est le conduit qui livre passage au cordon, recherche la suppression du canal inguinal.

Après avoir, comme Bassini, procédé à la dissection des divers plans musculo-fibreux, il confie le cordon à un aide pour le tenir en dehors du champ opératoire, procède à la suture des plans disséqués au ligament de Poupart, par le moyen de fils passés en surjet et en commençant par en bas. Il comprend dans cette suture le muscle grand oblique. Dans le cas de véritables éventrations, pour faciliter le rapprochement, il détache les insertions pubiques des muscles de manière à pouvoir les affronter au ligament de Poupart sans opérer de trop fortes tractions.

La suture faite, il place le cordon par dessus l'aponévrose du grand oblique. Il a soin, à la partie supérieure de la plaie, de faire à cette aponévrose une incision transversale pour éviter la compression du cordon. Il abolit ainsi l'anneau superficiel.

De même, Halstead[2], chirurgien du John Hopkins'

[1] Un nuovo processo operativo per la cura radicale dell' ernia inguinale *(Arch. ed Atti della Soc. ital. di chir.*, 1890).

[2] Meeting of the Johns Hopkins' hosp[illegible]dical Society *(Baltimore*, oct. 1889).

Hospital opère cette translation du cordon et le fait reposer sur l'aponévrose du grand oblique.

Muguai [1], au contraire, recherche l'abolition de l'anneau inguinal profond.

Après avoir comme Bassini opéré la dissection des plans musculo-fibreux, au lieu de loger le cordon en avant d'eux il le place derrière cette triple couche, au milieu du tissu cellulaire propéritonéal, entre le *fascia transversalis* et le péritoine pariétal. Ainsi placé, il suture la triple couche disséquée précédemment au ligament de Poupart, dans sa portion postérieure, prenant soin vers la partie interne de laisser un espace suffisant pour permettre au cordon de faire issue au dehors. Il unit ensuite l'aponévrose du grand oblique à la partie antérieure du ligament de Poupart, laissant de même à la partie interne une ouverture suffisante à la sortie du cordon.

Avec Ferrari [2] nous tombons dans les chirurgiens qui recherchent surtout l'occlusion exacte des orifices, et surtout de l'un d'eux, l'orifice inguinal profond. A son avis le procédé de Bassini ne tient pas assez compte de cette occlusion et il l'a modifié dans ce sens.

Il opère avec une suture au catgut le rétrécissement de l'anneau profond en commençant par la partie externe et en amenant le cordon vers le bord interne, à sa place normale. Ultérieurement il suture la paroi antérieure du canal, l'orifice superficiel et enfin la peau.

[1] Nuovo processo di cura radicale delle ernie inguinali *(Riforma medica*, 1891).

[2] Cura radicale dell'ernia inguinale *(Arch. della Soc. ital. di chir.*, 1891).

Egalement Parona [1] recherche cette parfaite occlusion de l'anneau inguinal profond, mais y ajoute un changement de direction du cordon.

Après avoir incisé la paroi antérieure dans toute son étendue, il isole le cordon et le sac jusque vers l'orifice profond, ouvre le sac, vérifie si les viscères sont à son intérieur, détruit les adhérences qui peuvent exister et lie le collet du sac aussi haut que possible. Il enlève ensuite ce dernier en laissant cependant en place un peu plus d'1 centimètre de la séreuse.

Les rapports du cordon avec le collet sont examinés avec soin. Dans la plupart des cas le cordon se trouve à la partie interne. On va le comprendre dans la suture employée à clore l'ouverture profonde du canal, tout en lui laissant son indépendance.

Une aiguille courbe munie d'un catgut fin va par une suture continue unir les bords du collet du sac aux parties plus profondes de l'anneau, en faisant prendre au cordon une position de spirale autour du collet (il est compris dans ce dernier comme dans une sorte d'ourlet). Son entrée entre les deux feuillets du péritoine pariétal a lieu à la partie inféro-interne, tandis qu'il ressort à la partie supéro-externe.

On ferme ensuite l'ouverture profonde avec le catgut et pour le reste du canal on procède comme Bassini.

Méthodes « per secundam »

Dans le cours de l'étude des procédés précédents nous avons vu que les chirurgiens recherchaient habituelle-

[1] *Loco citato.*

ment une réunion par première intention, sauf cas spéciaux, et, toutes les fois qu'il s'agit d'une hernie simple, sans accidents, leur objectif est une fermeture aussi rapide que possible de la plaie.

Mc Burney, au contraire, trouvant que la cicatrice due à une réunion par première intention n'est pas assez solide recherche une cicatrice due à un bourgeonnement de la plaie et la caractéristique de sa méthode c'est la manœuvre qu'il emploie pour obtenir un pareil résultat et empêcher une réunion par première intention.

C'est une pratique analogue que proposait Théophile Anger lors de la discussion sur la cure radicale à la Société de chirurgie (1887), mais il est à considérer que Anger faisait appel en outre à la suppuration.

Après avoir extirpé le sac aussi haut que possible, rapproché le tendon conjoint du ligament de Poupart, il se préoccupe de maintenir la plaie ouverte. Dans ce but et afin d'empêcher la peau de se recroqueviller en dedans il unit par des sutures la peau en bas au ligament de Poupart, en haut au tendon conjoint.

Il fait cette union de telle façon qu'il ne laisse qu'un espace intermédiaire d'environ 1/8 de pouce; c'est le minimum qui puisse permettre l'interposition d'une mèche de gaze iodoformée. Ce tampon a pour but d'amener la cicatrisation de la plaie en la faisant bourgeonner de la profondeur et de faire en sorte que ce processus soit très lent.

Markoë [1] a fait subir une modification à la façon d'appliquer ces sutures. Il ne suture pas les couches sec-

[1] *New York surgical Society*, avril 1888.

tionnées de chaque lèvre de la plaie par des fils passant par dessus la surface de section, mais il traverse les lèvres à 1/2 pouce de leur rebord, pénétrant toutes les couches, jusqu'au canal inguinal, puis retourne le fil en haut à travers cette même lèvre, le fait ressortir vers la surface où il le lie. Trois sutures semblables sont disposées à chaque lèvre de la plaie, fixant les plans de manière à les rendre solidaires, mais sans invaginer les bords. Il place ensuite une mèche de gaze iodoformée dans la plaie pour assurer la séparation des bords et la granulation du fond de la plaie. On maintient cette gaze en position par la suture de chaque bord de la plaie pour empêcher sa béance.

§ II. — Méthodes de libération avec conservation incomplète ou complète du sac

Comme les précédentes, la plupart de ces méthodes recherchent l'oblitération de la poche herniaire et cela aussi haut que possible, mais quoiqu'elles procèdent à la libération du sac, elles n'en pratiquent pas l'ablation, pour ne pas supprimer un tissu vivant qui, doué d'une vitalité plus ou moins grande, peut servir à renforcer la paroi abdominale.

Dans un groupe à part, nous parlerons des procédés qui, eux ici, libèrent le sac d'avec les parois du canal et conservent généralement le sac en le réduisant dans l'abdomen, mais dont l'objectif est surtout le traitement du canal en totalité ou dans l'un de ses orifices.

A. Comme Bishop, nous distinguerons dans le premier groupe deux catégories :

1° Méthodes qui placent le sac ou la portion du sac entre les plans des parois abdominales;

2° Méthodes qui débarrassent le trajet herniaire de toute séreuse, se servent du sac pour renforcer les parois abdominales, en le fixant à la surface interne de ces parois.

I. — *Procédé de Ball*[1]. — Incision de la peau pour découvrir le sac. On isole ce dernier des tissus environnants et cela d'une manière complète au moyen de ciseaux et des doigts. Dans le cas de hernie congénitale, il sectionne le sac en travers un peu au-dessous de l'anneau superficiel, laissant à elle-même la portion inférieure du sac et traitant la portion supérieure comme le sac d'une hernie acquise. Il poursuit cette dissection dans le canal jusqu'à l'anneau profond et un peu au delà dans la cavité abdominale.

Il s'assure ensuite que le sac est vide, l'ouvrant si c'est nécessaire, puis saisit le collet avec une pince à longs mors et alors au moyen de celle-ci tord graduellement le sac. Pendant cette manœuvre, l'index gauche s'occupe de parfaire la libération du collet. Ordinairement Ball se contente de quatre à cinq tours de torsion, mais on doit surtout se laisser guider dans cette manœuvre par les conditions de minceur du sac. On la continue jusqu'à ce que l'on éprouve de la résistance et qu'il y ait imminence de rupture.

La torsion faite, on passe la pince à un aide qui doit

[1] The radical cure of hernia by torsion of the sac (*Brit. med. journ.*, déc. 1887).

maintenir cette torsion. Un fort fil de catgut est passé autour du sac tordu, aussi haut que possible, lié fortement et les bouts sectionnés courts.

Ensuite, on passe un fort fil de soie aseptique à travers la peau à un pouce environ du bord externe de l'incision, on lui fait traverser le pilier externe de l'anneau, le sac tordu au-devant de la ligature, le pilier interne et le bord opposé de l'incision. On passe deux de ces sutures. Elles ont pour but d'empêcher le sac de se détordre. Ceci fait, s'il reste une portion du sac en avant de ces sutures, il pratique l'excision de cette portion surabondante.

Il ferme la plaie par ces deux sutures qu'il vient fixer sur des plaques de plomb placées à la surface de la peau perpendiculairement à la ligne d'incision. Un drain est placé dans le scrotum. S'il est nécessaire, on applique deux ou trois points de suture pour avoir un affrontement plus complet des lèvres de la plaie.

Pansement antiseptique maintenu par un double spica fait avec des bandes silicatées.

Kocher[1], lui, après avoir libéré le sac de ses connexions, pratique une ouverture sur l'aponévrose du grand oblique au niveau de l'anneau profond, y fait passer une pince qui s'engage dans le canal inguinal, va saisir entre ses mors le sac et l'attire ensuite au dehors à travers ce trou. Alors, au moyen de cette pince, il opère la torsion du sac. Dans ces conditions, cette torsion ne se fait plus dans une direction plus ou moins à angle aigu avec la surface péritonéale, mais dans une direction perpendicu-

[1] Zur Radicalcur der Hernien *(Corresp. blatt. f. Schw. Aertz.* 1892).

laire. La traction en est d'autant plus énergique et efficace. Cela fait, on fixe le sac tordu par dessus l'aponévrose du grand oblique sur le trajet du canal inguinal. S'il y a portion surabondante, il l'excise.

Le procédé de Bryant consiste à libérer le sac herniaire, lier son collet; il entrelace ensuite le sac avec les piliers de l'anneau superficiel, de manière qu'il ajoute à la résistance de la région, par l'interposition d'une membrane animale. Il emploie indifféremment la méthode *per primam* ou *per secundam* pour la suite de l'opération.

Dans le *New-York medical journal* de 1894 se trouve relatée une communication de Reed de Cincinnati à la réunion de l'*American Association of obstetricians and gynæcologists*, où il parle d'un procédé qui est encore en cours de publication, et dont nous n'avons pu nous faire une idée exacte.

Nous avons noté cependant deux points importants :

1° Manière de traiter le sac;

2° Mode de suture de l'incision sur les parois abdominales.

La manière de traiter le sac présente une certaine analogie avec le procédé de Bryant, en ce sens qu'il se sert d'une portion du sac pour la fixer transversalement à l'anneau profond suturé préalablement, tandis qu'il extirpe l'autre portion.

Quant au mode d'occlusion de l'incision abdominale, il consiste en points de suture en 8, dont la boucle profonde comprend le péritoine, le fascia, les muscles transverse et petit oblique, et la boucle superficielle les fascias superficiels et la peau. Elles ne sont pas éloignées de plus de 3/4 de pouce.

II. — Dans les procédés suivants, la fixation du sac n'a plus lieu sur ou entre les parois du canal, mais en dedans, sur la surface interne des parois abdominales.

Les uns n'y fixent que le moignon du sac et la portion qui tapisse le canal inguinal.

Les autres emploient à cette intention la totalité, sauf cas spéciaux.

Procédé Barker. — Il va à la découverte du sac au niveau de l'anneau superficiel, par l'incision habituelle.

Il met à nu le collet du sac par une dissection soignée au moyen de l'ongle du pouce, prenant soin de mettre à l'écart les éléments du cordon autant que possible. Il passe un fort fil de soie sous le collet du sac vers l'anneau superficiel en ayant soin de ne point y comprendre le cordon. Avant de le lier autour du collet, il ouvre le sac longitudinalement au-dessous du fil, suffisamment pour faire une inspection sérieuse du collet et voir s'il y a de l'intestin ou de l'épiploon; en cas de présence de ces derniers, il réduit l'intestin, résèque l'épiploon. Le collet complètement exploré, on lie le fil autour de lui, sans couper les extrémités de ce fil.

Cela fait, on sectionne le sac en travers à un demi-pouce au-dessous du point où existe la ligature, laissant à elle-même la portion scrotale.

Une des extrémités du fil fixé au moignon du sac est enfilée dans une aiguille. Celle-ci est passée dans le haut du canal inguinal en avant du cordon, guidée par l'index gauche, qui pousse le moignon du sac au-devant de lui et va reconnaître le bord inférieur de l'anneau profond. Là,

[1] On thirty-five operations for the radical cure of hernia by original method (*Brit. med. journ.*, 1837, t. II).

l'aiguille passe à travers un bord de cet anneau et l'oblique externe pour sortir au-dehors. Débarrassée du fil, on la retire. Même manœuvre pour l'autre extrémité, mais on la fait passer par l'autre bord et aussi par l'oblique externe.

Les deux fils sont attirés, le moignon du sac vient en dedans dans la cavité abdominale et quand on les serre fortement, on pratique ainsi l'occlusion de l'anneau profond.

On arme l'aiguille d'un nouveau fil de soie, on la porte en haut du canal inguinal en la guidant avec un doigt, on lui fait traverser la paroi du canal d'un côté et elle vient apparaître sur l'aponévrose de l'oblique externe, à environ 1/4 de pouce au-dessous du premier fil. Là, on saisit le fil et on retire l'aiguille le long du fil, mais sans qu'elle l'abandonne. On la fait ensuite passer à l'autre paroi, et là on la débarrasse du fil et on la retire.

On répète cette manœuvre 1/4 de pouce plus bas.

De cette façon, on passe de quatre à sept sutures à travers les parois opposées du canal, tout en laissant une place au cordon.

Tous ces fils qui, à l'exception du premier, lequel fixe le moignon du sac, n'ont pas encore été liés, sont examinés dans leurs rapports avec le cordon, puis on éponge et enfin on les lie de haut en bas, l'un après l'autre. On les sectionne court.

Pour terminer, on passe des fils de suture à travers les bords de l'incision ; on laisse en place, dans la plaie, une éponge que l'on n'enlève qu'au moment où on lie les fils. Le drainage n'est pas nécessaire.

La méthode d'O'Hara [1] est presque analogue.

[1] Nouveau procédé de cure radicale des hernies (*Brit. med. Journ.*, 1892, t. II).

Après avoir libéré le sac, un long et fort fil de catgut stérilisé est attaché autour du collet.

Une seconde ligature avec fil plus fin est placée à 1/4 de pouce plus bas et on divise le collet du sac entre les deux.

Il introduit ensuite l'index gauche aussi haut que possible dans le canal inguinal et sur un plan antérieur par rapport au péritoine, s'assurant qu'aucun organe important ne se trouve entre la pulpe de son doigt et les parois abdominales. Il fait alors une incision à travers la peau seulement, en un point correspondant au sommet du doigt placé à l'intérieur. C'est en ce point qu'il fixe le moignon du sac et il se trouve à environ 2 pouces ou 2 pouces 1/2 au-dessus de l'anneau profond.

Une aiguille, avec canule protectrice, armée d'un bout de la ligature, est passée en haut dans le canal le long du doigt vers le point choisi pour fixer le moignon et amenée à travers les parois.

On fait de même pour l'autre bout de fil, que l'on fait ressortir à une petite distance de l'autre. On lie les deux bouts et le sac est ainsi fixé.

Un drain en os décalcifié est placé dans le cana et on suture les bords de ce dernier par-dessus ce drain qui est placé là autant pour empêcher les éléments du cordon de subir une compression trop exagérée de la part des sutures que pour remplir son office de drainage, s'il y a lieu.

L'opération de Baxter[1] (voir pl. II) fixe le sac libéré sur la surface du péritoine, à travers une incision pratiquée sur les parois abdominales au-dessus de l'anneau inguinal profond.

[1] *Annals of Surgery*, mars 1893.

Son procédé, dit-il, consiste, en une prolongation de l'incision vers le haut, à travers l'ouverture profonde, de manière à faire une laparotomie plus ou moins étendue, suivant l'exigence des cas.

La totalité ou une portion du sac est soigneusement disséquée à l'intérieur du canal et au niveau de l'anneau profond — il le lie en un point à l'intérieur du canal — le soulève en haut dans la direction de la ligne d'incision sur les parois abdominales, l'amène au-dessus de l'anneau et le fixe le long de cette ligne d'incision. Il ferme subséquemment les incisions abdominale, du canal et scrotale d'après un mode particulier de suture.

Dans son procédé, il y a deux points principaux à considérer :

1° Traitement du sac ;

2° Mode de suture.

Le sac libéré, engagé au-dessus de l'anneau profond à travers l'incision abdominale, suffisante pour permettre au sac de passer sans replis, va être fixé dans cette position. On le fait au moyen de sutures profondes passant dans l'épaisseur de tous les tissus, comprenant d'un côté le péritoine, puis les deux surfaces du sac et venant ressortir de l'autre côté, hors de la cavité abdominale à la surface des téguments. On ne les lie pas et on laisse leurs extrémités longues. Pour que les sutures comprennent bien l'épaisseur de tous les tissus de la région dont certains, par suite de la direction des fibres, ont tendance à se rétracter, un aide a pour rôle de bien affronter ces tissus avec les bords de l'incision des téguments pendant le passage des sutures. Grâce à la situation de l'incision, on n'a pas à se préoccuper ici de l'artère épigastrique.

Le sac ainsi fixé, on sectionne la portion surabondante dans les profondeurs de la plaie, un peu au-dessus de la surface péritonéale et on rapproche les bords de la section au moyen d'une suture perdue au catgut.

Puis on procède au passage d'une seconde assise de sutures plus superficielles, en prenant soin toujours de bien comprendre tous les tissus dans les couches qu'elles traversent.

Les sutures passent transversalement au-dessus du péritoine et du sac déjà clos : elles ont pour but de rapprocher les tissus, fascia avec fascia, muscle avec muscle.

Avoir grand soin qu'aucune couche de tissu n'échappe à la suture, de peur de hernie ventrale.

Comme la précédente ligne de sutures on ne lie pas encore celle-ci. Auparavant on place le cordon sur le côté externe de l'incision du canal, puis deux sutures courbes ou cruciales (quelquefois les deux modes sont nécessaires) sont passées au niveau de l'anneau profond de bas en haut, et engagées par dessus le cordon. On les fait pénétrer et traverser l'épaisseur des tissus de la même façon qu'on agit généralement dans le cas d'une déchirure d'une périnée. Avant de les lier, on s'assure par une traction qu'elles donnent une occlusion parfaite de l'anneau, dans le cas contraire, on passerait un fil supplémentaire. On peut s'assurer de cette occlusion par la vue en dehors, par le doigt en dedans. Si on la trouve parfaite on lie les fils. Il recommande l'enlèvement de toute graisse au niveau de l'anneau profond et l'avivement des bords de ce dernier pour obtenir une union plus parfaite.

Cela fait, on lie les deux assises de sutures placées à l'incision abdominale, en commençant par l'assise profonde.

Il ne reste plus qu'à fermer l'ouverture faite dans le canal inguinal et le scrotum.

Pas de drainage sauf les cas où le sac est le siège d'altérations.

La manière de procéder de Bennett (voir pl. III) se rapproche beaucoup de celle de Barker : il y joint cependant quelque chose de plus, c'est l'invagination du sac.

C'est là une manœuvre que, sous formes diverses, nous allons rencontrer dans d'autres procédés.

Il distingue deux catégories de cas :

1° Ceux qui contiennent soit de l'épiploon, soit de l'intestin, mais isolément ;

2° Ceux qui contiennent à la fois de l'épiploon et de l'intestin.

Dans la première catégorie, voici comment il opère :

Découverte du sac et du trajet herniaire.

Il isole soigneusement le sac de ses connexions juste vers l'anneau superficiel et au-dessus, laissant intacte la partie inférieure. Il l'ouvre, réduit le contenu, si cette réduction ne s'est pas produite spontanément. Dans le cas où le contenu est de l'épiploon, il le résèque.

Il sectionne en travers le sac au-dessous de l'anneau superficiel, la portion inférieure, toute crainte d'hémorragie écartée, étant entraînée en bas dans le scrotum. L'autre portion est séparée des éléments du cordon jusque vers l'anneau profond par une manœuvre délicate.

On introduit un doigt ou plus suivant le volume du sac jusqu'au niveau du collet dans la cavité abdominale pour repousser en haut l'intestin.

Cela fait, une aiguille non munie de fil pénètre à travers l'aponévrose du grand oblique a environ 3/4 de pouce au-dessus du sommet de l'anneau superficiel, un peu vers le côté externe de sa ligne médiane, transfixe la totalité des aponévroses et du péritoine et vient se heurter contre le doigt qui occupe le collet du sac.

Guidée par le doigt, elle va ressortir en bas par l'intérieur du sac dont elle transperce la paroi externe à environ un demi-pouce de l'extrémité sectionnée. On l'arme d'un fil (tendon de kanguroo ou catgut) assez long et on la retire par le même chemin.

Le bout du fil vient, en passant à travers les aponévroses abdominales, ressortir au-dessus de l'anneau superficiel, tandis que l'autre pend vers l'extrémité du sac non loin de la surface de section.

Même manœuvre de l'aiguille, mais en un point un peu plus interne et sur la paroi interne du sac. On l'arme du bout inférieur du fil et on la retire.

Les deux extrémités viennent donc sortir sur l'aponévrose du grand oblique au-dessus de l'anneau superficiel en des points peu éloignés, formant une anse par-dessus l'extrémité sectionnée du sac.

On ferme l'ouverture de section soit par suture, soit par ligature.

Alors on pratique l'invagination dans la cavité abdominale au moyen de doigts qui poussent l'extrémité close du sac à travers le canal en même temps que l'on tire sur les fils fixés précédemment. Le sac se retourne, par suite, complètement de dehors en dedans sur la paroi abdominale au-dessus de l'anneau profond.

Il unit les parois du canal par des fils de soie passés à travers leur épaisseur.

A moins de sac petit, il fait en sorte que les deux sutures

supérieures du canal comprennent la portion antérieure du sac. Pour cela, il les place avant de fermer le sac, afin que le doigt engagé dans son intérieur, puisse prémunir contre une lésion de l'intestin. Il ferme ensuite le sac et pratique l'invagination et ne lie ces sutures qu'après que celle-ci a été faite.

Drain dans la portion scrotale de la plaie.

Suture des bords de l'incision avec crin de cheval.

Dans le cas où il y a dans le sac intestin et épiploon, on a des hernies plus volumineuses à orifices plus larges. Aussi dans ces cas ne se contente-t-il pas de la simple invagination du sac. Ici il ne résèque pas tout l'épiploon, il l'utilise en partie pour venir renforcer la barrière transversale que le sac invaginé forme au niveau de l'anneau profond.

Après découverte du sac, son ouverture, réduction de l'intestin, il examine l'épiploon, en choisit une portion propre à recouvrir l'anneau profond sur une certaine distance. Dans le cas de morceaux insignifiants, il en réunit plusieurs pour former une masse convenable. Les autres portions d'épiploon sont enlevées.

Alors deux fils de catgut sont passés au moyen d'une aiguille à travers la masse d'épiploon, un de chaque côté à une courte distance des extrémités, prenant soin de ne toucher à aucun vaisseau. Sur un côté de l'épiploon on introduit un ou plusieurs doigts dans la cavité abdominale à travers le collet du sac. On passe une aiguille non armée de dehors en dedans à travers les aponévroses abdominales, de la même manière que nous avons déjà vu. Cette aiguille, guidée par le doigt, pénètre dans le sac, vient se projeter au dehors à travers l'ouverture de section. On l'arme d'un bout de la suture externe de l'épiploon et on la retire. On la débarrasse du fil, puis un peu au-dessous du premier point de pénétration, on fait une manœuvre analogue pour aller chercher l'autre bout de la suture.

Mêmes manœuvres pour la suture interne.

On ramène dans l'abdomen cette masse d'épiploon, ainsi que les moignons des morceaux réséqués, non encore réduits. On tire sur les extrémités des sutures et la masse d'épiploon vient se fixer au-dessus de l'anneau profond.

Pour le sac on le traite de la manière qui paraît le plus convenable : Si on emploie la méthode d'invagination, on prendra garde que les sutures employées soient disposées en avant de celles de l'épiploon, de façon que, les manœuvres d'invagination faites, le sac repose entre le paquet d'épiploon et la surface péritonéale. Le sac fixé, on lie les sutures de l'épiploon.

Le reste de l'opération se poursuit comme d'ordinaire.

Procédé Kingscote. — Kingscote (voir pl. IV), au lieu de constituer vers l'anneau profond une masse plus ou moins bombée, se préoccupe bien d'y obtenir, comme précédemment, une saillie mais avec surface lisse et plane.

Son incision est faite le plus haut possible au niveau de l'anneau profond, afin de se mettre à l'abri de tout danger d'infection inhérent au voisinage des bourses. Pour bien découvrir la région herniaire et se donner le champ nécessaire à ses manœuvres, il écarte le plus possible au moyen d'écarteurs les bords de l'incision.

Cela fait, il procède à la dissection de la portion du sac qui tapisse le canal inguinal, après l'avoir séparée de la portion inférieure par une section transversale. Il poursuit cette dissection à 1/2 pouce au delà de l'anneau profond sur son pourtour. Il passe ensuite en diagonale au travers du moignon du sac deux sutures de fort catgut, de manière à ce qu'elles pénètrent les parois du sac aussi en dedans que le permet sa libération d'avec les tissus environnants. Les extrémités des sutures plus ou moins relâchées, viennent ressortir de chaque côté des bords de l'anneau.

Laissant ces fils en place, il suture au moyen de fins fils de catgut la communication du sac avec le péritoine, pousse ensuite le moignon ainsi traité un peu en dedans, de manière à le dégager de l'anneau profond.

Ce dernier, il va le fermer au moyen de trois forts fils de catgut passés à travers les bords du *fascia transversalis*, guidé dans cette manœuvre par l'index. Au moyen de ces sutures il resserre fortement l'anneau, tout en laissant une place suffisante au cordon.

Les extrémités des sutures diagonales ont été laissées en dehors : il reste maintenant à les lier par dessus l'anneau qui vient d'être clos.

Compléter l'opération de la manière habituelle en prenant soin à chaque étape d'arrêter tout semblant d'hémorragie.

Procédé Macewen[1]. — Dans son procédé, Macewen (voir pl. V) use de la totalité du sac pour former une sorte de tampon, qu'il veut établir au niveau de l'anneau profond afin de soutenir la paroi.

Après avoir réduit l'intestin, il fait une incision suffisante pour mettre à nu l'anneau superficiel. Une exploration du sac et de son contenu est ensuite faite et le doigt

[1] *Annals of Surgery*, août 1886.

introduit à travers le canal va examiner la surface abdominale de l'anneau profond et reconnaître la situation de l'artère épigastrique.

La suite de l'opération a deux objectifs :

1° Etablir un tampon (pad) à la surface abdominale de l'anneau profond ;

2° Clore le canal inguinal tout en restaurant la disposition oblique (valved form).

a) Formation du tampon. — Ce tampon doit être établi sur toute la circonférence de l'anneau profond.

Il libère et relève la portion éloignée (distal) du sac tout en prenant soin de laisser le moins de tissu adipeux adhérent. Ensuite il attire le sac, le tend et en même temps il engage l'index dans le canal inguinal où il continue la séparation d'avec le cordon et les parois du canal. Il engage son index de plus en plus en dehors du sac jusqu'à ce qu'il atteigne l'anneau profond et là continue la séparation sur une étendue d'environ un demi-pouce tout autour de la surface abdominale de l'anneau.

On fixe une suture au fond du sac, on lui fait traverser de part en part et plusieurs fois les parois opposées de celui-ci et cela jusque vers la partie qui avoisine le péritoine. Par suite, quand on tire sur le fil le sac se pelotonne sur lui-même à la façon d'un rideau. On enfile le bout libre du fil sur une aiguille à hernie, on la fait traverser le canal et pénétrer à travers la paroi abdominale antérieure à environ un pouce au-dessus de l'anneau profond. Les bords de l'incision sont écartés de façon à permettre à la pointe de l'aiguille de sortir à travers les muscles sans pénétrer dans la peau.

On sort le fil de l'aiguille et quand on tire sur lui le

sac se pelotonne, sa portion inférieure venant de plus en plus en arrière et en haut.

On fait maintenir la traction par un aide jusqu'à ce que l'on ait introduit les sutures dans le canal inguinal et, quand cela a été fait, on fixe le bout du fil soit en le passant à diverses reprises à travers les couches des parois abdominales soit en le nouant sur un morceau d'os décalcifié placé à la surface des muscles.

Ainsi fixé sur la face abdominale de l'anneau profond il y contracte bientôt des adhérences, grâce à l'avivement de cette région, à la suite des manœuvres de libération.

Il opère parfois les modifications suivantes :

Après avoir fixé le fil au fond du sac, le fil passe directement à travers les parois sans transfixer le sac. Cette manœuvre peut suffire chez les enfants.

Dans un cas, au lieu de faire une suture extra-péritonéale, il l'introduit de par en dedans et ainsi le sac est invaginé et ressemble à un ombilic dont la proéminence serait en arrière.

Une autre fois il a fixé à la partie inférieure de l'anneau le sac pelotonné, comme il l'avait fait au-dessus. Il trouve cette pratique inutile.

Dans le cas de hernie congénitale, il isole d'abord le sac de ses connexions avec le canal ; puis il l'ouvre et le sectionne en travers en prenant soin de préserver le cordon. La portion inférieure formera une tunique vaginale. La portion supérieure est attirée en bas autant que possible, divisée en arrière longitudinalement, de manière à libérer le cordon et n'avoir pas à disséquer la portion du sac qui lui est adhérente. Cela fait, il suture cette portion de sac et agit avec elle comme auparavant. Grandes précautions pour ne pas léser le cordon au niveau de l'anneau profond.

b) Fermeture du canal. — Elle est faite de la manière suivante.

Le doigt introduit dans le canal inguinal repose entre le bord inférieur et supérieur de l'anneau profond, il repère la position de l'artère épigastrique.

Ceci fait, on enfile une aiguille d'un fil de catgut, elle va pénétrer le tendon conjoint en deux points :

L'un de dehors en dedans près du bord inférieur de ce tendon, l'autre de dedans en dehors aussi haut que possible.

Cela est obtenu par une manœuvre de l'aiguille analogue à un tour de vis. On retire le fil de la pointe de l'aiguille par le moyen de l'index et l'aiguille est retirée le long de l'autre bout du fil.

Il reste à placer les deux bouts du fil.

Avec une autre aiguille analogue, mais de sens contraire on enfile la portion du fil qui sort du bord inférieur du tendon et on l'introduit de dedans en dehors à travers le ligament de Poupart à un niveau correspondant. On débarrasse l'aiguille et on la retire.

Même manœuvre pour le bout supérieur. Les deux bouts du fil viennent donc sortir sur la surface externe de la paroi abdominale. On tire sur eux et on les fixe par un nœud.

On peut faire un peu plus bas une semblable suture si cela est demandé : c'est bien de le faire chez l'adulte.

Dans l'application de ces sutures il faut avoir soin de laisser assez de place au cordon pour qu'il ait ses mouvements libres et ne soit pas comprimé. S'en assurer avant de les lier.

Pendant l'opération on a rétracté autant que possible la peau pour qu'elle fût facilitée et en même temps pour que l'on puisse fixer les sutures en des points que la peau, revenue sur elle-même, viendra recouvrir; en un mot, autant que possible il faut que l'opération soit sous-cutanée.

Bishop[1] (voir pl. VI) a modifié l'opération de Macewen, surtout dans la manière de former le tampon.

Son incision sur la peau, il la fait commencer au niveau de l'anneau profond, la prolonge le long du canal et sur un pouce environ au-dessous de l'anneau superficiel. Il délimite le canal et l'ouvre en sectionnant sa paroi antérieure. Il libère le sac entièrement jusqu'au niveau de l'anneau profond, mais il ne le dépasse pas. Il le vide de son contenu et le maintient vide au moyen d'un doigt d'un aide placé au niveau de l'anneau. S'il y a de l'épiploon adhérent, on lui fait une petite ouverture. On détache l'épiploon, on le résèque, puis on suture soigneusement l'ouverture faite. Un long fil enfilé sur une aiguille est passé de bas en haut le long de chaque paroi, de manière que par traction il agisse comme un fil passé en cordon de bourse. Dans le cas de sac volumineux, on peut les multiplier.

Ceci fait, le collet du sac est ensuite repoussé en dedans par un doigt, puis l'aiguille appartenant à un bout de fil traverse la paroi abdominale de dedans en dehors. On la débarrasse du fil et on la retire. Même manœuvre de l'autre côté.

Les deux bouts du fil ainsi amenés au dehors des parois

[1] The radical cure of hernia with a description of a new modification of Macewen's operation (*Brit. med. journ.*, av. 1890).

abdominales sont tirés, en même temps que le sac s'invagine sous la pression d'un doigt qui le repousse dans la cavité abdominale.

Le sac se retourne ainsi à l'intérieur de cette cavité comme un doigt de gant, se fixe sur le pourtour de l'anneau profond, prenant la forme d'une calotte, dont la surface péritonéale répond à celle du péritoine viscéral, tandis que dans les replis elle s'affronte mutuellement. Bishop compare sa forme à celle d'une clef de voûte ou plutôt d'un cintre romain. On fixe les fils par-dessus les bords de l'anneau, dont on poursuit l'occlusion par des sutures perdues au catgut, placées de façon à attirer la partie supérieure de la paroi abdominale antérieure et le pilier interne de l'anneau superficiel par-dessus et en avant de la moitié inférieure et du pilier externe.

Drainage capillaire. Tissus susjacents unis par sutures avec crins de cheval.

Phelps (*New-York medical journal*, 1894) propose pour la cure radicale de la hernie inguinale une série de procédés où il traite différemment le sac suivant les cas (voir pl. VII). Beaucoup des manœuvres qu'il préconise, tant dans le traitement du sac que dans l'occlusion du canal ont été pratiquées par d'autres chirurgiens de telle sorte qu'on peut dire que sa manière de procéder est une sorte de synthèse d'un certain nombre de méthodes opératoires, tout en estimant cependant que des détails lui sont particuliers.

Il a trois façons de traiter le sac suivant sa nature.

En ce qui concerne le canal inguinal, il fait une suture en étages comme Wœlfler, modifie le passage du cordon comme Postempski et Halstead.

Il fait une longue incision sur la peau, s'étendant au moins à 2 pouces au delà de l'anneau profond à travers les muscles jusqu'au *fascia transversalis*. Le sac découvert, il agit diversement suivant la nature de ce dernier.

Si la hernie est de volume modéré et le sac mince, il ouvre le sac, réduit l'intestin, passe un fil en cordon de bourse autour de son collet, et au-dessus résèque les 2/3 du sac ou davantage. Alors il opère l'inversion du moignon dans la cavité abdominale. Les extrémités de la ligature se trouvent portées par suite, en dedans du sac. On les enfile sur des aiguilles qui les font passer au travers du sac et les amènent au dehors. Ensuite, on les tire en bas et on les serre sur un doigt, graduellement, pour éviter d'y comprendre l'intestin. Lorsque la traction est complète on lie et on place enfin une suture en travers du moignon, lequel se projette ainsi dans la cavité péritonéale.

Si la hernie est volumineuse avec un sac d'une certaine épaisseur, il pratique ce qu'il appelle l'inversion du sac.

Toujours il ouvre le sac, réduit l'intestin, après quoi il suture l'ouverture faite au catgut. Puis, comme Bishop, il passe sur le sac un fil en cordon de bourse. Cela fait, il invertit le sac à l'intérieur de la cavité abdominale, mais contrairement à Bishop, il ne fait pas traverser aux extrémités du fil les parois abdominales, mais les fait ressortir hors du sac, pour les serrer et suturer ensuite transversalement.

Suivant les dimensions de ce dernier, on peut augmenter le nombre de ces sutures transversales à l'orifice du sac.

Si la hernie est très volumineuse avec un sac très épaissi,

il emploie une manœuvre déjà notée dans l'étude de la méthode de Macewen.

Toujours ouverture du sac avec réduction de l'intestin, puis scarification de la surface interne du sac, et enfin, fixation au fond de celui-ci d'un fil de catgut. Ce fil, il le saisit dans une aiguille qu'il place dans une sonde canaliculée. Il porte cette aiguille, ainsi mise dans l'impossibilité de nuire, à l'intérieur de la cavité abdominale, au-dessus de l'anneau profond, aussi loin que l'exige la longueur du sac, et elle vient buter contre la paroi abdominale. En un point correspondant à la surface externe de cette paroi, on fait une petite incision dont les dimensions vont en diminuant à mesure qu'elle est plus profonde, et c'est à travers cette incision que l'on fait passer l'aiguille. Après avoir suturé l'ouverture faite au sac, on tire sur le fil qui retourne en dedans le sac et vient en fixer le fond au niveau du point où il transfixe les parois abdominales. Cela fait, on noue le fil sur une pièce de gaze iodoformée. On ferme ensuite la petite incision.

Le sac ayant été traité par l'une de ces manœuvres, il reste à s'occuper du canal inguinal.

Par dessus le sac disposé comme nous l'avons vu, il fait la suture du *fascia transversalis* et des parois abdominales. Pour cela il libère fascia et muscles sur une étendue d'environ un pouce et demi de chaque côté de l'anneau profond. Cela fait, il suture les bords de cet anneau qui n'est autre qu'un orifice pratiqué dans le *fascia transversalis*. Afin de permettre ce rapprochement, il fait, à un demi-pouce de chaque côté de l'anneau, deux incisions parallèles longitudinales.

Dans le cas de fascia épais et adhérent, il le comprend

dans la ligature et en pratique ainsi l'inversion dans la cavité abdominale (pratique analogue à celle de Hardee qui recommandait de comprendre le fascia dans la ligature du sac).

Cette suture des bords du fascia est faite au fil d'argent. Si l'ouverture est large (hernies volumineuses), il pratique une manœuvre dont nous renvoyons l'étude à l'appendice. Le cordon a été enlevé de l'anneau profond : on l'a fait passer dans l'une des incisions longitudinales, l'inféro- externe ordinairement.

Le fascia suturé, on fait de même par dessus pour le muscle transverse en ayant soin de faire passer le cordon au-dessus de la ligne des sutures dans une ouverture faite sur le muscle.

Même manœuvre pour la suture de l'oblique interne et oblique externe.

A remarquer que par ce procédé il y a reconstitution complète des parois, constitution d'un canal entièrement nouveau pour le cordon et même changement de direction, car il semble que, d'après la manière de procéder de Phelps, la direction nouvelle du cordon soit légèrement oblique de bas en haut.

Ces sutures faites, il y a deux manières de finir l'opération : s'il y a une grande quantité de graisse, la plaie est pansée ouverte.

Si, au contraire, il y a peu de tissu adipeux, la plaie est fermée. On y place alors un petit drain ou des tresses de catgut jusque vers les couches profondes de la plaie.

B. — Les procédés suivants, tout en débarrassant le canal inguinal de la présence du sac, accordent surtout de l'importance à la fermeture des ouvertures abdominales.

Aussi Kendal Franks, dans le cas de hernies récentes, se contente de traiter le canal inguinal comme nous l'avons vu précédemment, sans enlever ni lier le sac ; il le réduit simplement avec son contenu dans l'abdomen.

M. Poullet[1] a pour but d'obturer hermétiquement l'anneau superficiel : le sac est traité diversement suivant les cas. Voici son procédé : Incision presque verticale sur les téguments de 6 centimètres environ sur les sujets maigres, un peu plus longue chez les sujets gras ; l'épine du pubis doit occuper la partie moyenne de l'incision.

Dissection du sac assez laborieuse (dans hernies congénitales). S'il est petit, à collet étroit, on le réduit simplement. S'il y a doute sur la réduction de l'intestin et de l'épiploon, on ouvre le sac, on le sectionne entre deux ligatures de soie ou catgut et on en fait la résection totale.

Il passe ensuite à la dissection et à la toilette des deux piliers et du bord de l'orifice superficiel du canal inguinal. On met complètement à nu la bandelette aponévrotique nacrée qui sert de tendon d'insertion au premier adducteur superficiel. Dans cette manœuvre, il faut tenir compte des anastomoses assez nombreuses entre la honteuse externe et l'obturatrice qui recouvrent cette bandelette. Il les récline ou les sectionne entre deux pinces.

Le bistouri est glissé à plat sous cette bande fibreuse que l'on sectionne à 3 ou 4 centimètres de son insertion au pubis. Ce tendon devient l'extrémité libre du lambeau : on finit de le séparer avec la rugine tranchante en laissant

[1] *Archives provinciales de chirurgie*, 1894.

à sa face profonde toute la masse de tissu fibreux qui recouvre le pubis. L'os est dénudé dans une étendue verticale de 2 centimètres et transversalement depuis la ligne de la symphyse pubienne jusque et y compris l'épine du pubis qui est ainsi déshabillée. On ménage avec soin la large insertion d'un lambeau au bord libre du pubis et on relève ce lambeau contre l'orifice superficiel du canal inguinal en le faisant passer sous le cordon. Les bords de ce lambeau sont suturés aux piliers avec du catgut. L'extrémité libre, divisée en deux ou trois chefs qu'on passe de dedans en dehors à travers les bords de l'orifice, comme on le ferait avec des petites courroies que l'on rabattrait en avant. Quelques points de catgut fixent le tout en place. Suture des téguments.

Cette façon de traiter l'orifice herniaire se rapproche singulièrement de manœuvres que nous étudierons dans notre appendice.

SECTION DEUXIÈME. — **Méthodes de non-libération du sac.**

Les méthodes que nous allons étudier maintenant ne négligent pas toutes la séparation du sac des parties environnantes, mais elles n'accordent à ce temps opératoire qu'une importance relative. Si elles pratiquent la dissection du sac, elles ne le font que dans des conditions de facilité réelle et, en outre, elles ne recherchent point comme les précédentes à débarrasser le canal inguinal de tout feuillet séreux.

Nous établirons parmi elles deux catégories :

D'une part les méthodes qui se préoccupent d'amener l'oblitération du sac et d'interrompre sa communication avec le péritoine sans enlever néanmoins le sac du trajet herniaire.

D'autre part, les méthodes qui se préoccupent d'obturer les orifices du canal, sans accorder grande importance au traitement du sac.

A. — Les premiers essais de cure radicale ont consisté pour certains chirurgiens à l'occlusion de l'ouverture du sac dans le péritoine, laissant celui-ci *in situ*, et complétant l'opération par une suture ou non des orifices herniaires.

Telle est la méthode de Stokes qu'il a dénommée méthode par suture péritonéale et intercolumnaire.

Le plus souvent ils pratiquent la kélotomie pour s'assurer de la condition de l'intérieur du sac et être plus sûr de ne rien léser en faisant leur ligature ou leur suture.

Les premiers auteurs de cure radicale ont surtout accordé de l'importance à cette ligature ou suture du sac et, suivant les cas, ils l'ont fait suivre de l'extirpation ou de la conservation du sac : cela dépendait du plus ou moins de difficultés qu'il rencontrait à le libérer. Qu'il s'agisse de Czerny, Riesel, Socin (à ses débuts), on voit que, dans leurs diverses opérations, ils n'ont pas suivi une conduite analogue, sauf le point de suturer, ou lier le sac avec ou sans oblitération de l'orifice superficiel.

Czerny même, considérant les difficultés que l'on avait à libérer le collet du sac, proposait la suture intérieure du collet. Ce mode d'occlusion exigeait une ouverture assez large du sac, de manière à mettre mieux en vue l'intérieur surtout au niveau du collet. Là, au moyen d'une aiguille très recourbée, il passait un fil de catgut en faufil sur le pourtour de la surface interne de ce collet et, en tirant sur les extrémités libres du fil, il obtenait l'adossement de la séreuse.

Certains, entre autres Socin, après avoir lié le collet du sac, se préoccupent de réduire dans la cavité abdominale la portion avoisinante et, sans vouloir l'extirper, ils pratiquaient la section transversale, au-dessous de la ligature, laissant à elle-même la portion inférieure et réduisant dans l'abdomen le moignon du sac.

C'est un peu un mode d'opérer analogue que Buchanam emploie dans le cas de hernie congénitale, mais ici il fait servir la portion supérieure du sac à l'obturation de l'anneau profond où il fait l'office de tampon (plug).

Procédé Buchanam[1]. — Il pratique une incision longitudinale sur toute la longueur de la tumeur herniaire, incision partant du niveau de l'anneau profond pour finir sur le scrotum. Il divise tous les plans qui recouvrent le sac herniaire.

Celui ci découvert, avec le doigt et le manche du scalpel il le libère des plans superficiels, laissant sa partie postérieure reposer sur le cordon qui se trouve en arrière. Ensuite il sectionne transversalement le sac, le divisant ainsi en deux moitiés — sans prolonger l'incision en arrière : la moitié inférieure est repliée en bas pour former une tunique vaginale au testicule ; la portion supérieure est enroulée en une sorte de boule qu'il pousse jusqu'au niveau de l'anneau profond et l'y fait maintenir par un aide.

Enfin il rapproche les parois du canal. Pour faciliter

[1] *Brit. med. journ.*, 1870, t. I.

les manœuvres, il dissèque un peu les lèvres de l'incision d'avec l'aponévrose du grand oblique et les fait écarter, puis il passe une aiguille à travers la paroi antérieure du canal au niveau de l'anneau profond. Cette aiguille guidée par l'index gauche placé dans cet anneau, va émerger à travers le pilier interne de l'aponévrose de l'oblique externe à environ un demi-pouce au-dessus de son extrémité inférieure. On enfile l'aiguille d'un fort fil de soie et on la retire. Le fil ainsi placé est lié fortement et fixe ainsi à l'anneau profond la portion enroulée du sac, en prenant soin que sa surface externe plus ou moins avivée soit mise en relation avec les téguments qui le recouvrent.

S'il est besoin, on peut placer d'autres sutures analogues à un niveau plus bas — tout en ayant soin de préserver le cordon.

Finalement on réunit les bords de l'anneau superficiel par dessus le cordon. Pour avoir un point d'appui solide, il pénètre les piliers assez loin des bords et, pour le pilier interne, il va jusqu'au niveau du tendon d'insertion du grand droit. A cet usage il emploie des fils d'argent qu'il fixe au moyen d'un clamp.

Fil de soie était coupé court — fil d'argent avec son clamp abandonné dans la plaie.

Lèvres de l'incision unies au fil d'argent.

Dans le *British medical journal* de mars 1894, Buchanam rapporte un cas de hernie inguinale chez un adulte où il a employé cette méthode de fixer un tampon (plug) au niveau de l'anneau profond. Mais ici, il a pratiqué la libération complète du sac d'avec le cordon (par suite, sa manière de procéder rentrerait dans la catégorie de ceux qui libèrent le sac sans l'exciser). Le sac libéré, il le soulève, opère des tractions sur lui de manière à amener son collet à l'orifice superficiel : ainsi, après l'avoir lié avec un fil de catgut, la tension exercée sur lui disparaissant, il retournera vers l'anneau profond. Il tord ensuite le sac, le replie sur lui-même, de façon à former une masse arrondie qu'il pousse vers le haut du canal, entre les bords de l'anneau profond au delà de l'artère épigastrique. Là il le fixe par une suture passée à travers les parois du canal. Deux autres sutures sont passées un peu plus bas sans comprendre le sac enroulé.

L'anneau superficiel est fermé par une suture juste au-dessus du cordon.

Pour ceux qui laissaient le sac *in situ*, comment faisaient-ils pour en amener l'oblitération ?

Schede se contentait de suturer les lèvres de l'incision du sac concomitamment avec celle de l'incision des téguments laissant à son intérieur un drain pour permettre l'écoulement des liquides qui pouvaient exsuder pendant la période d'oblitération.

Pour avoir une oblitération plus rapide et plus complète, Julliard avait proposé une suture en piqué des parois du sac — manœuvre désignée sous le nom de capitonnage du sac. Depuis il a abandonné cette pratique pour le procédé de Lucas-Championnière, mais à la Société de chirurgie, dans la discussion de 1887, sur la cure radicale, Terrillon soutenait que c'était un procédé commode surtout pour les hernies congénitales.

Afin d'oblitérer le conduit péritonéo-vaginal aussi haut que possible — au niveau du péritoine abdominal, pour obtenir une cicatrice plane du côté du péritoine, il prenait la précaution, après avoir disséqué le sac sur ses deux faces latérales et mobilisé sa partie supérieure, de tirer sur lui de haut en bas. Par ce moyen il pouvait appliquer le premier plan de sutures en capiton le plus haut possible. Des sutures semblables étaient appliquées successivement de haut en bas et proportionnées au volume du sac.

Goodwin[1] a pratiqué pour une hernie congénitale une opération de cure radicale basée sur un principe un peu analogue, sauf qu'il se contente d'un seul plan de sutures le long du cordon et résèque la portion surabondante du sac.

Voici comment il opère :

Après avoir mis à découvert le sac herniaire, il amène ce dernier à l'extérieur, réduit soigneusement son contenu, et le tenant élevé au-devant du jour, il s'assure qu'il ne reste rien à son intérieur. Il saisit ensuite délicatement cordon et testicule entre doigts et pouce de la main gauche tandis que dans la main droite il saisit le bord libre du sac, le déploie, agissant avec lui de la même façon que pour étirer latéralement un doigt de gant qu'on veut élargir. Il le confie à un aide qui doit maintenir le sac dans cette situation. Il prend un fil de catgut avec une aiguille à chaque bout, et commençant en bas, il fait le long du bord adhérent du sac une suture de sellier en ayant soin de raser autant que possible la surface du testicule et du cordon.

La ligne de sutures est portée suffisamment haut pour que les parties suturées laissées à elles-mêmes et reprenant leur place normale atteignent l'anneau profond et même

[1] *New York medical journal*, 1894.

le dépassent. Avec une paire de ciseaux, on sectionne exactement le long de la ligne de sutures la portion surabondante du sac.

Avec un autre catgut il rapproche les bords de l'incision de manière à affronter les surfaces avivées. Il suture ensuite les piliers en laissant une ouverture suffisante pour le libre passage du cordon qui, maintenant, se trouve contenu dans une tunique grandement réduite.

Rien de particulier dans la suite de l'opération.

En 1893, M. Jaboulay[1] eut l'idée de supprimer totalement le canal péritonéo-vaginal sans recourir à sa dissection par le seul retournement des feuillets fibro-séreux autour du testicule et du cordon après décortication en masse de la glande entourée de ses enveloppes internes, comme s'il s'agissait d'une castration.

Voici la manière de procéder :

1° Incision longitudinale du scrotum prolongée en haut le long du trajet inguinal jusqu'à l'orifice profond ;

2° Décortication du feuillet fibro-vaginal et de son contenu comme pour une castration. Cette décortication est continuée tout le long du cordon jusqu'à l'anneau profond ;

3° Incision dans toute sa hauteur du conduit péritonéo-vaginal, commençant au niveau de l'anneau profond, où sera le point initial d'éversion ;

4° Retournement alors de cette enveloppe ainsi incisée autour des éléments du cordon et de l'épididyme. Fixation

[1] Bérard, Du retournement du canal péritonéo-vaginal ou de la vaginale, dans la cure radicale des hernies inguinales congénitales et de certaines hydrocèles (*Province médicale*, 23 mars 1895).

dans sa nouvelle position par une suture lâche et peu étendue au catgut ;

5° Réintégration des organes dans leur position première ;

6° Le reste de l'opération, en ce qui comporte la suture des parois, se poursuit comme dans le procédé de Lucas-Championnière.

Drainage à volonté, inutile si l'on est sûr de son asepsie.

Pansement faisant fonction de suspensoir.

Leonte de de Bucharest et Wœlfler recherchent l'oblitération de la cavité du sac par une manœuvre portant sur la surface interne de celui-ci.

Procédé Leonte[1]. — Dans un premier temps il incise les téguments par-dessus la tumeur herniaire couche par couche, puis le sac herniaire d'une extrémité à l'autre et réduit ensuite les viscères. Si la hernie est volumineuse, il fait cette réduction avant l'incision du sac, afin de maltraiter le moins possible les organes herniés et ne pas les exposer à l'air ; s'il se trouve des adhérences, il ouvre forcément le sac avant de réduire. Il ne résèque pas l'épiploon, sauf dans le cas d'altération.

Cela fait, il tire sur le sac et son collet, de façon à rendre bien apparent son orifice supérieur et à exposer la portion de séreuse abdominale qui avoisine cet orifice. Pour mieux tirer parti de cette manœuvre et la faciliter, il se sert de pinces à pression continue avec lesquelles il saisit la séreuse du collet au voisinage de son orifice. Alors, à ce niveau et pendant qu'il continue la traction il fait une inci-

[1] Congrès de chirurgie, 1888.

sion circulaire de la séreuse au moyen du bistouri et de ciseaux courbes. Immédiatement les deux bords séreux résultant de l'incision s'écartent l'un de l'autre, laissant à nu le tissu cellulaire sous-jacent. La séreuse du bord supérieur de l'incision a même de la tendance à se recroqueviller en dedans, ce qu'il favorise en décollant et refoulant cette séreuse à l'aide de l'ongle ou du manche du bistouri. Il obtient ainsi une surface avivée de 2 ou 3 centimètres située immédiatement au-dessous de la séreuse renversée et il complète l'occlusion de l'orifice par une suture perdue au catgut de cette surface (manœuvre analogue à celle de Czerny).

Ainsi donc, il a :

Une première occlusion par adossement de la séreuse au-dessus ;

Une seconde oblitération par suture en bourse au catgut de la surface avivée.

Cela fait, au lieu de réséquer le sac, il cherche à obtenir la réunion de ses parois par un raclage superficiel de toute l'étendue de sa surface interne à l'aide d'une curette de Volkmann.

Il comprend ensuite dans une même suture parois du sac et téguments (procédé Schede).

Drainage à la partie inférieure de la plaie.

Procédé Wœlfler [1]. — Il offre de grandes analogies pour le traitement du sac.

Après incision des téguments et mise à nu de la tumeur herniaire, Wœlfler, constatant la difficulté parfois exces-

[1] Zur radical Operation des freien Leistenbruches (*Beitr. z. chir. Festschrift f. Th. Billroth*, 1892).

sive d'isoler et de disséquer le sac herniaire se contente de l'inciser, de réduire son contenu et après avoir suturé son collet à la manière de Czerny, il recherche l'adhésion des parois du sac en détruisant sa surface intérieure au moyen du thermo-cautère.

Comme Bassini il réunit au ligament de Poupart la triple couche formée par le *fascia transversalis* et les muscles petit oblique et transverse, mais avec cette différence qu'au lieu de faire une suture commune, il suture isolément chaque couche qu'il a auparavant séparée d'avec ses voisines sur une certaine étendue.

B. — Il nous reste à dire un mot du procédé de Bottini[1] qui, dans sa façon de traiter le canal inguinal, a de grandes analogies avec la manière de procéder de Ferrari, mais que nous rangeons ici à cause de l'importance tout à fait relative qu'il accorde au traitement du sac, négligeant le plus souvent de le libérer.

Pour lui, imbu de cette idée que toute hernie inguinale résulte d'un défaut de résistance de l'anneau profond, l'essentiel dans une opération de cure radicale, c'est de fermer hermétiquement cet orifice afin que les viscères ne puissent le franchir.

Quant au sac, pour les hernies congénitales il se borne à son incision, extirpant les lambeaux de péritoine trop exubérants. Dans le cas de hernie acquise il l'enlève, s'il est volumineux, sinon il le laisse en place.

Pour la fermeture de l'anneau profond, voici comment il procède :

[1] *Riforma medica*, 1891.

Il se sert de deux aiguilles de Hagedorn, enfilées d'un même fil de catgut. Il passe d'abord en haut l'une de ces aiguilles de façon à comprendre les bords libres des muscles petit oblique et transverse avec l'aponévrose du grand oblique, de même avec l'autre aiguille il comprend toute l'épaisseur du ligament de Poupart en commençant par la profondeur.

Ceci fait, il tire sur l'anse de catgut ainsi formée et s'assure du degré de fermeture qu'elle donne, puis la fixe par un nœud. S'il en est besoin, il passe d'autres anses.

Il suture méthodiquement la plaie par des sutures à points séparés faites avec des crins stérilisés.

Appendice

Dans cet appendice, nous étudierons :

Les manœuvres opératoires nécessitées par la présence d'un testicule non descendu.

Les manœuvres accessoires adjointes à l'opération de la cure radicale pour renforcer une paroi trop affaiblie.

Hernie avec ectopie du testicule [1]

Au point de vue de la hernie, il est à considérer deux sortes d'ectopie :

Ectopie inguinale, la plus fréquente, dans laquelle

[1] Pour la rédaction de ce chapitre, nous avons eu surtout recours au traité de Lucas-Championnière sur la *Cure radicale des hernies* et à la thèse de Bezançon (Paris, 1892) où il étudie d'une manière très complète l'*Ectopie du testicule*.

le testicule se trouve logé dans une portion quelconque du canal inguinal.

Ectopie abdominale ou cryptorchidie, dans les cas surtout où le testicule se trouve près de l'orifice profond.

Nous n'envisagerons ici cette question de l'ectopie, qu'en tant qu'elle se rapporte à une intervention chirurgicale pour cure radicale d'une hernie inguinale. La présence de testicule dans la région du canal inguinal est un sujet de préoccupation pour le chirurgien.

Doit-il enlever le testicule ou le conserver ?

Ceux qui, comme Kraske, conseillent l'ablation du testicule même dans le cas où il est bien placé, alors que la dissection du sac est difficile, sont *a fortiori* favorables à la castration. D'autres chirurgiens sont du même avis, mais pour d'autres raisons.

Les uns conseillent cette ablation surtout chez l'adulte, parce que l'on se trouve en présence d'un organe atrophié sans aucune utilité fonctionnelle.

Terrier est pour l'ablation surtout chez l'adulte, soit pour éviter les névralgies ultérieures possibles et la dégénérescence néoplasique de l'organe déplacé. Thiriar (Ectopie testiculaire et castration préventive chez l'adulte, *Association pour l'avancement des sciences*, session Toulouse, 1887) est aussi d'avis de pratiquer la castration, parce que, dit-il, cette position vicieuse prédispose aux dégénérescences néoplasiques d'un organe génésiquement nul.

Cependant bien des chirurgiens hésitent à supprimer un organe qui, quoiqu'il puisse être nul comme fonctions génésiques, possède toujours une action sur le développement viril de l'individu et exerce par sa présence une réelle influence morale. C'est particulièrement cet argument moral qui porte les chirurgien à essayer de conserver le testicule, quitte à le sacrifier si des complications surviennent.

Lucas-Championnière, même dans les cas où il est obligé de supprimer le testicule, s'efforce de donner au malade l'illusion de sa présence en constituant dans le fond du scrotum une masse solide plus ou moins considérable.

Aussi est-on d'avis généralement de conserver le testicule à moins de lésions atrophiques trop accentuées ou néoplasiques.

En tout cas, si l'on conserve le testicule, il faut le mettre à sa place normale au fond des bourses et pour cela il faut considérer deux points :

Mobilisation du testicule (détachement des trousseaux fibreux.

Mise en place avec fixation (orchidopexie).

La mobilisation du testicule est une manœuvre délicate qui exige une dissection attentive, pour ne pas léser les parties essentielles du cordon, ce qui pourrait nuire à la vitalité du testicule. Cette dissection faite, on opère des tractions sur le testicule pour s'assurer jusqu'à quel point il peut descendre. C'est là un temps difficile de l'opération qui donne parfois peu de résultats, car il est certains cas où le testicule est réuni au canal et à l'abdomen par des trousseaux fibreux qui empêchent son abaissement. Au cours de ces tractions, on finit les manœuvres de dissection, on libère de plus en plus le testicule de ses adhérences, on le détache de toute attache supérieure pour le renverser plus ou moins. On lui fait alors sa place dans le scrotum. Souvent celui-ci est fermé à la partie supérieure par une membrane celluleuse ou cellulo-adipeuse que le doigt suffit généralement à effondrer, mais qu'il faut quelquefois perforer avec des ciseaux.

Ainsi placé dans la loge nouvelle qu'on vient de lui former, on pourrait laisser le testicule sans sutures contracter des adhérences avec le canal qu'il occupe avec son cordon, s'il avait été bien détaché et bien abaissé. Mais pour Lucas-Championnière, il est plus sage cependant de le fixer au fond des bourses pour assurer son adhésion rapide et complète avec les parties voisines.

Comment pratiquer cette fixation ?

Tuffier perce la substance même du testicule par un fil de soie.

Lucas-Championnière le fait avec des fils de catgut passant par la peau du scrotum, en la traversant ou non, et se fixant au testicule soit dans son parenchyme, soit dans le repli séreux péri-testiculaire au point d'insertion sur l'organe.

La pratique constante de Jalaguier est la simple suture au catgut : pour cela, on retourne en doigt de gant les bourses à la place qu'on a creusée, et après avoir, du bout de l'index enlevé quelques pelotons adipeux qui peuvent s'y trouver, on traverse avec l'aiguille de Reverdin les couches profondes.

Mais avant d'opérer cette fixation, il faut que le testicule reste facilement à sa place nouvelle. Sinon, si son maintien a exigé des tractions énergiques, la rétraction cicatricielle qui va suivre l'incitera à remonter, et la situation deviendra pire qu'avant.

Pour faciliter ce maintien, Monod et Richelot ont pratiqué des sutures du cordon au trajet inguinal.

Tuffier fixe aux deux piliers de l'anneau superficiel ou au pilier externe seul les parties celluleuses et même l'une des veines spermatiques au moyen d'un fil de soie.

Pour obvier à la tendance naturelle du testicule et du cordon à remonter, on a imaginé des dispositifs spéciaux. Ainsi Watson-Cheyne *(Br. med. journal, 1890)* eut l'idée de faire exercer des tractions pendant plusieurs jours après l'opération. C'était une traction mécanique permanente par le moyen d'une sorte de « cadre en fil de fer » (wire frame), qui, fixé au corps, supporte au-dessous du scrotum une barre transversale à laquelle on vient attacher les deux bouts d'une anse de catgut passée au travers des éléments du cordon et ramenée à travers le sommet du scrotum. On a soin que le canal déférent ne soit pas compris dans la portion du cordon où le lien fait son chemin.

Tuffier a repris cette idée de traction : il passe un fil de caoutchouc dans un lambeau de la vaginale, lui fait traverser le fond du scrotum et le fixe par des agrafes au genou de l'enfant.

Toutefois, pour Lucas-Championnière, il faut tenir grand compte de ce point que, pour que l'opération soit bonne, il faut que l'abaissement du testicule soit facile sans grand tiraillement, sinon aucune suture n'empêchera le testicule de remonter, ni même les dispositions prises pour retenir le testicule en bas, et il faudra recourir plus tard à une castration secondaire. Par suite, toutes les fois que les attaches seront fortes et difficiles à supprimer, il vaudra mieux la pratiquer de suite que d'y être forcé plus tard, quitte « à constituer par une greffe ou par un pelotonnement du tissu cellulaire une masse indurée dans les bourses qui pût donner quelque illusion de consistance au sujet. »

Dans le cas d'ectopie abdominale, alors que le testicule est fixé dans l'abdomen, mais non loin de l'orifice profond, l'opération est encore possible. C'est dans deux cas de ce genre qu'est intervenu Lucas-Championnière. Il existe en effet parfois une disposition qui permet d'attirer aisément le testicule : « Sur la paroi interne et postérieure du canal inguinal, dit-il, j'observai un petit soulèvement de la séreuse qui est en rapport avec les tractus qui relient le testicule au voisinage du canal inguinal, et, en plongeant une pince dans cette direction, j'eus bientôt fait d'amener dans le canal le testicule avec son épididyme allongé. »

L'opération nécessite une immobilisation préalable par un aide du testicule qui, sans cela, se dérobe, et la compression sur l'abdomen pour l'amener vers l'orifice profond du canal. L'abaissement est ici plus difficile à cause d'une plus grande étendue de chemin à parcourir.

Hernie volumineuse avec éventration.

Dans le cas d'une sorte d'éventration de la paroi abdominale avec élargissement démesuré des anneaux qui se sont généralement confondus, d'un relâchement absolu de la paroi, les manœuvres ordinaires ne peuvent suffire, il faut s'ingénier pour obturer plus ou moins complètement la porte de sortie et pouvoir obtenir une cure radicale plus ou moins complète.

La plupart se sont adressés à des tissus organiques, pris sur l'individu lui-même ou sur une espèce animale pour renforcer les parois. Phelps y remédie plutôt par l'interposition de couches d'anses de fil d'argent entre les divers tissus qui constituent la paroi abdominale.

Les premiers procédés sont des procédés plus ou moins autoplastiques.

Lucas-Championnière, dans ce cas, ferme d'abord l'orifice par des sutures profondes. Puis, pour leur donner un soutien, il forme avec la peau une masse qu'il applique en manière de tampon sur la région, non pour pénétrer la baie, mais pour se fusionner avec la cicatrice et la soutenir.

Pour cela, il prend la peau d'un côté de la plaie formée et lui fait subir un triple enroulement. Il avive la surface cutanée, repliant le lambeau jusqu'à trois fois et le couchant au fond de la plaie par des sutures perdues. Par dessus, il place comme une voûte l'autre lèvre de la plaie. Il suture le tout ensemble.

Il constitue une masse assez épaisse dont il faut faire un tout solide à l'aide de quelques points de suture, catgut pour les parties profondes, crin de Florence pour les parties superficielles. Ce tampon est assez sensible et demande des ménagements dans la facture du pansement.

Pas de drainage sous le tampon, mais au-dessous de son niveau.

Trendelenburg a proposé une méthode d'occlusion au moyen de plaques d'os décalcifié.

Pour la première fois en 1890, pour une hernie inguino-scrotale, afin de donner plus de solidité à la suture, il plaça dans l'anneau herniaire un disque osseux taillé dans la substance spongieuse d'une tête humérale qu'il venait de réséquer chez un malade atteint de luxation ancienne de l'épaule. Pendant un certain temps, le disque osseux réalisa une occlusion parfaite, mais dans la suite, il disparut par résorption.

Le même chirurgien a pratiqué, pour la fermeture d'un anneau crural trop élargi, une méthode qui pourrait s'appliquer tout aussi bien à la hernie inguinale. C'est la fermeture de l'orifice par un lambeau ostéo-périostique [1].

Il pratique une incision au niveau de l'arcade crurale partant près de l'épine iliaque antéro-supérieure et allant jusqu'à l'épine du pubis du côté opposé par-dessus la symphyse pubienne. Division partielle des muscles droits abdominaux du niveau de leurs insertions à l'arête supérieure du bord supérieur des deux branches horizontales du pubis. On sectionne de même en partie les fibres du droit interne et du grand adducteur le long du bord interne de la branche descendante du pubis du côté de la hernie.

Avec la lame d'un large ciseau qui est appliquée du côté sain de la symphyse à 1 ou 2 centimètres de cette dernière, on manœuvre de façon à tailler aux dépens des os pubiens et de la symphyse un lambeau ostéo-périostique large de 2 centimètres environ et épais de plusieurs millimètres. Ce lambeau on le laisse autant que possible en continuité avec le squelette pelvien au niveau de l'épine du pubis du côté de la hernie.

Ainsi, taillé lentement et avec précaution, ce lambeau est ensuite renversé en haut de façon que sa face périostée regarde en arrière et sa face saignante en avant. Dans cette manœuvre la lame se brise alors au niveau du pédicule du lambeau, mais le périoste plus ou moins intact suffit à assurer sa nutrition et sa continuité.

[1] Hackenbruch, *Beitr. z. klin. Chir.*, 1894.

Le reste de l'opération consiste à la disposer pour l'obturation de l'anneau crural.

Kraske a pratiqué une méthode analogue d'obturation par lambeau ostéo-périostique et la croit possible pour la hernie inguinale.

Thiriar, dans le cas de grosses hernies à orifices élargis interpose entre le moignon du sac suturé, rentré dans l'abdomen, et la paroi abdominale, une plaque d'os décalcifié.

Voici comment il procède :

Après avoir soigneusement disséqué et bien isolé le sac, il le lie le plus haut possible au delà de l'anneau profond et en fait la résection. Le moignon abandonné disparaît derrière la paroi abdominale. Entre cette paroi et le péritoine, de façon à boucher complètement l'orifice herniaire, il interpose une solide plaque d'os décalcifié qui est maintenue en place par quelques sutures qui rapprochent et réunissent les piliers et les bords de l'orifice. La grandeur de la plaque doit dépasser celle de l'ouverture de l'anneau.

Elle doit avoir généralement les dimensions suivantes :

3 à 5 centimètres de longueur sur autant de large et 8 à 12 millimètres d'épaisseur.

Les différents plans sont ensuite réunis par quelques sutures au catgut. Le canal autant que possible est reconstitué. Suture de la peau avec drainage s'il y a lieu.

Cette plaque d'os, si elle est soigneusement interposée, repousse le péritoine, le fait saillir dans la cavité abdominale supprimant ainsi en sens inverse toute fossette. Elle se résorbe peu à peu et, à mesure qu'elle disparaît, elle laisse place à un tissu fibreux solide et résistant qui fusionne avec les parties voisines.

Schwartz interpose, lui, une masse musculaire.

Après avoir isolé et reséqué le sac au niveau de la partie la plus élevée du trajet fendu en long, il ouvre longitudinalement la gaine du droit antérieur et emprunte à ce muscle un lambeau comprenant le tiers ou la moitié de son épaisseur et offrant une largeur de 4 à 5 centimètres. Le lambeau est disséqué de haut en bas et laissé adhérent par un pédicule inférieur. On l'insinue alors derrière la partie interne de l'anneau inguinal et on double ainsi le trajet par une couche musculaire épaisse qu'on suture en bas à l'arcade crurale. Les deux piliers sont réunis ensuite. La gaine du droit est reconstituée et on suture la peau au crin de Florence.

Phelps (voir pl. VII), dans le cas de hernies volumineuses à parois effondrées, renforce la paroi en interposant entre les couches musculaires des anses de fil d'argent. Voici comment il les dispose :

Après avoir suturé le *fascia transversalis* par-dessus le moignon du sac, il introduit à angle droit avec le canal inguinal des anses de fil d'argent entre le fascia et le muscle transverse. Il suture ce muscle par-dessus cette couche.

Une nouvelle couche est disposée entre le transverse et l'oblique interne. Cette dernière par rapport à la précédente est mise en place presque à angle droit avec les premières.

On suture ensuite l'oblique interne par-dessus et les autres couches comme il a été décrit.

Pour prévenir le glissement de ces anses, il les fixe en place au moyen de sutures de catgut : elles sont entrelacées avec les anses de façon à ce qu'elles préviennent leur échappement et facilitent leur enkystement.

CHAPITRE IV

Méthodes intra-abdominales.

Dans ce chapitre nous allons étudier une méthode de cure radicale qui a été peu mise en pratique et qui mérite cependant d'être connue. Elle a été proposée par un des chirurgiens des plus compétents en chirurgie abdominale, M. Lawson Tait, et elle a été l'objet en 1891 d'une discussion à l'Association médicale britannique.

Jusqu'à présent le principal de l'opération portait sur la région de la tumeur herniaire, bien que certains chirurgiens ne craignissent pas de prolonger leur incision, d'ouvrir la cavité abdominale, faisant par là une hernio-aparotomie.

Les uns agissaient ainsi d'une manière systématique, les autres dans certains cas spéciaux afin de faciliter le détachement d'adhérences existantes.

Or cette laparotomie, Tait, au lieu de la faire au niveau de la tumeur herniaire, la pratique sur la ligne médiane et la même incision peut servir aussi non seulement à la hernie inguinale, mais à toutes les variétés de hernie abdominale. C'est ce qu'il appelle :

Le traitement de la hernie par section abdominale.

C'est à la suite des nombreuses ovariotomies qu'il a pratiquées chez les femmes que l'idée lui est venue de traiter la hernie simple réductible par cette méthode.

Déjà, dans des publications antérieures, divers auteurs et lui-même avaient signalé le bénéfice que l'on pouvait retirer d'une telle méthode soit dans le cas de diagnostic douteux, soit pour des hernies particulières à étranglement interne.

Ainsi en 1878, à la Société médico-chirurgicale d'Edimbourg, Annandale signale le cas d'une hernie inguinale étranglée réduite en bloc qui fut traitée par l'incision abdominale médiane. On ne sentait aucune tumeur, mais dès qu'on eut incisé la ligne médiane, on trouva une hernie qui fut facilement réduite par la traction. Le malade mourut d'épuisement. A propos de ce cas, Annandale appelle l'attention sur l'importance de la possibilité d'attirer la hernie par en dedans.

Depuis les cas se multiplient. En 1883 travail de Tait *(On the radical cure of exomphalos)* paru dans le *British medical journal*, où il arrive à conclure que la cure radicale de toute autre hernie que l'ombilicale, sera prochainement entreprise par la section abdominale, et même, dit-il, je suis porté à croire qu'une telle manière de procéder s'étendra aussi aux opérations pour hernie étranglée.

Keetley (*West-London medico-chirurgical Society*, 2 nov. 1883), à propos de treize cas de herniotomie pour hernie étranglée, suggère une seconde incision sur la ligne blanche à la cavité péritonéale au-dessous du pubis pour permettre à deux doigts d'attirer en arrière l'intestin.

Harry Fenwick (Laparotomy as aid to herniotomy, *the Lancet*, 1885) parle d'une hernie inguinale gauche étranglée traitée de pareille façon. Le cas fut mortel quand même. Cependant il considère cette pratique comme simple, efficace et sûre et ne croit pas qu'une petite incision péritonéale (si l'asepsie est observée) ajoute aux risques de la herniotomie.

En 1886, Ward, à propos d'un cas dont il relate l'histoire dans *the Lancet* expose les avantages de cette manière d'opérer en ces termes : « l'opération est simple, aisée, précise et sûre. Pas de danger de léser des vaisseaux volumineux ni des structures anatomiques importantes. La légère hémorragie qui peut survenir est sous les yeux et peut être facilement arrêtée. Le diagnostic se vérifie dans le sens de la négative ou de l'affirmative avec la plus grande facilité et si l'on a fait erreur on pourra explorer d'une manière complète la cavité abdominale en vue d'autres causes d'obstruction. »

En 1887, Maunsell fait paraître un mémoire sur les avantages de la laparotomie suprapubique dans le cas de hernie crurale étranglée où il fait ressortir que l'on peut de la même façon pratiquer la cure radicale. Mais il n'admet pas cette méthode pour la hernie inguinale.

Dans un article paru dans *the Lancet* de 1891 (Herniotomy or abdominal section ?) Harry Lupton dit qu'il est influencé, sans l'être encore fortement, en faveur de la section abdominale dans le cas d'opération sur les hernies et cela à propos de deux cas de hernies crurales étranglées qu'il eut à soigner. Le premier, où il n'y avait pas de tumeur apparente fut traité par section abdominale, qui permit un dégagement facile de l'intestin et il guérit bien. Le second, où la tumeur était visible, fut traité simplement par la herniotomie; les phénomènes d'étranglement ne disparurent pas et la mort s'ensuivit. A l'autopsie on trouva l'intestin retenu par un orifice percé au milieu d'une masse tissu adventice, reste d'une vieille péritonite. Il croit qu'avec la section abdominale il aurait pu dégager de là facilement l'anse intestinale.

Postérieurement à la communication de Tait, en 1892 Ward Cousins rapporte un cas où il a pratiqué la section abdominale pour une hernie inguinale étranglée à la partie supérieure du canal inguinal (*the Lancet*). A ce propos il est d'avis que cette méthode d'opérer est à considérer dans certains cas et qu'elle peut être une aide additionnelle, permise dans quelques cas compliqués.

Généralement toutes ces opérations par section abdominale ne s'adressaient qu'à des cas spéciaux ou à des hernies autres que l'inguinale, certains même ne pensant pas qu'elle pût être suivie de cure radicale.

Tait, au contraire, prétend que cette façon de traiter les hernies peut être érigée en méthode générale applicable à toutes les variétés de hernie, l'inguinale comprise, que, non-seulement on peut la faire suivre d'une cure radicale dans le cas d'opération pour étranglement, mais encore qu'elle peut être entreprise d'emblée pour une opération de simple cure radicale.

Après ce court exposé historique, il ne nous reste plus maintenant qu'à donner une idée de la technique de cette méthode.

En la proposant, Tait a en vue :

1° De ne point augmenter l'ouverture tendineuse à travers laquelle la hernie a fait irruption et qui n'est déjà que trop étendue : ceci pour la catégorie des hernies étranglées ;

2° De rendre l'opération plus aisée, moins compliquée ;

3° D'amener non seulement l'adhérence du péritoine de l'ouverture du sac, mais encore des éléments de l'ouverture tendineuse à travers laquelle il passe, de manière à clore cette ouverture hermétiquement.

Les considérations qui l'ont amené à adopter ces principes lui ont été suggérées par la fréquence avec laquelle il était appelé d'essayer la cure radicale des hernies, alors qu'il n'enlevait que des tumeurs ovariennes. Les succès qu'il obtenait de cette pratique l'ont ancré dans cette idée que cette méthode d'opérer est bien plus sûre qu'aucune autre en usage.

Voici sa manière d'opérer :

Incision sur la ligne médiane de l'abdomen à milieu chemin entre l'ombilic et le pubis.

Cette incision faite, il pénètre dans la cavité abdominale et avec une main va explorer la région où siège la hernie et, pour la hernie inguinale, va reconnaître l'anneau profond.

Il se préoccupe alors de réduire le contenu de la hernie s'il en existe et, à ce propos, il pense que cette manœuvre est généralement plus aisée par en dedans que par en dehors, dans le cas de hernies irréductibles, quel que soit le nombre des adhérences.

Si l'intestin est adhérent, il opère une traction lente et continue de manière à ne pas brusquer la séparation des adhérences et, d'après son expérience personnelle, il est rare que cette manœuvre ne réussisse.

Si c'est de l'épiploon (et cela se rencontre ordinairement), la traction peut être plus forte et demande moins de ménagements, car l'épiploon enlevé du point où il adhère peut sans inconvénient y laisser une portion adhérente. On n'a pas à craindre d'hémorragie de sa part, vu qu'elle se trouve séparée de ses connexions vasculaires. Il faut avoir seulement la précaution d'examiner l'épiploon détaché, y arrêter tout suintement de sang qui peut y exister et s'assurer de son état.

Toutefois si les adhérences sont trop tenaces, et particulièrement s'il s'agit d'intestin, on peut alors pratiquer sur la tumeur herniaire une incision pour aller à la découverte du sac et l'ouvrir. Ainsi par la combinaison de la traction d'en dedans et de la pression d'en dehors, on pourra obtenir la réduction. Le point important ici est que l'incision nouvelle ne porte que sur le sac et non sur l'ouverture tendineuse qu'on n'a pas besoin d'élargir.

Dans ces cas on objectera qu'au lieu d'une seule ouverture on en aura deux, mais, pour l'ait, c'est un point de peu d'importance, car la seconde incision requise est très petite et, si elle est bien faite et bien soutenue, il n'est pas à craindre qu'elle devienne le siège d'une hernie.

L'intestin et l'épiploon réduit, il reste à clore l'ouverture. Pour cela, il prend deux aiguilles à gant, armées d'un même fil de crin de Florence et fixées l'une à côté de l'autre sur un porte-aiguille de façon à ce que leurs pointes coïncident. Par suite, il peut les faire pénétrer par un seul trou dans la peau.

L'index, recouvrant ou occupant l'ouverture du sac, il fait pénétrer les aiguilles par en dehors et ensuite les sépare. L'externe s'engage à travers le pilier externe de l'anneau, l'interne, semblablement, à travers le pilier interne. Il retire finalement les aiguilles à travers l'incision centrale. De cette manière, il place des fils de suture autant qu'il en est requis. Ces sutures placées, il les lie par en dedans et les sectionne court.

Il ne reste plus qu'à clore l'ouverture de la plaie et l'opération est finie.

Cette opération, ajoute-t-il, il ne l'a pratiquée jusqu'ici que chez la femme et jamais encore chez l'homme.

Néanmoins, il la croit applicable chez ce dernier en prenant soin de ne point léser le cordon par l'emploi d'une disposition ingénieuse, comme par exemple celle de Postempski.

D'ailleurs, s'il a été besoin d'une seconde ouverture, cette complication est moindre, et l'introduction des sutures devient plus facile. Elle peut être faite par une aiguille emmanchée et on peut les lier par en dehors.

Pour Tait cette méthode présente un double avantage :

1° Elle ne demande pas la section, sauf cas spéciaux, des structures tendineuses qui recouvrent la hernie;

2° Elle n'exige pas l'enlèvement du sac, dont la dissection assez facile quand il s'agit d'une hernie réductible à sac mince et non épaissi, devient laborieuse quand il s'agit de hernies irréductibles à sac plus ou moins épaissi et adhérent souvent aux tissus environnants.

Note additionnelle. — Dans un article de Berger, sur le diagnostic et le traitement de la hernie crurale chez la femme, paru dans le *Bulletin médical* (n° du 29 mai 1895) il est parlé d'un procédé de Ruggi par la voie inguinale pour la cure radicale de la hernie crurale.

Il consiste, après avoir isolé le sac crural, à inciser la

paroi antérieure du trajet inguinal, à relever le cordon spermatique ou le ligament rond, à diviser la paroi postérieure de ce trajet. Arrivé dans le tissu cellulaire sous-péritonéal, il reconnaît le collet du sac qui s'engage dans l'anneau crural, l'attire, le dégage, et le fait sortir par l'incision inguinale. Le sac traité de la manière ordinaire, on ferme l'orifice crural d'abord, puis la division du trajet inguinal.

Annandale *(Edimb. med. journ.*, juin 1876) a pratiqué une incision analogue dans un cas de triple hernie du même côté : hernies inguinales (oblique et directe) et hernie crurale.

Après une incision de 2 à 2 pouces 1/2 faite à 1 pouce au-dessus du ligament de Poupart et parallèlement à lui, incision amenant à travers la peau, les fascias et les muscles jusqu'au ras du péritoine, de manière à bien mettre en évidence les collets des hernies vers leur jonction avec le péritoine.

N'ayant pu lier le sac crural qui avait fui dans la cavité abdominale, il s'est servi des sacs inguinaux pour venir renforcer l'orifice crural, après les avoir liés le plus haut possible.

Entre autres points d'originalité de cette opération, il signale la situation et la direction de l'incision qui donne libre accès aux collets du sac, au ras du péritoine et comme étant la plus propre aussi à découvrir le canal au point où doit se faire la ligature.

Berger pense que le procédé de Ruggi peut être mis à profit, lorsque le sac est rempli par une certaine quantité d'épiploon adhérent que l'on craint de ne pouvoir libérer, pédiculiser et réduire par les voies ordinaires.

Bien que ce procédé ne se rapporte point à la hernie inguinale, nous le signalons, à la suite de notre chapitre sur les méthodes intra-abdominales, comme l'indice que les méthodes ordinaires, qui s'attaquent directement à une hernie, ne contentent pas toujours les chirurgiens, et qu'on ne craint pas de recourir à des méthodes indirectes de façon à pouvoir agir sur le sac vers son abouchement avec le péritoine.

On pourrait se demander s'il n'y aurait pas là un argument en faveur de la méthode de Tait (préconisée pour toutes les hernies abdominales), qui aurait l'avantage de satisfaire à l'objectif de ces méthodes en même temps que celui de ne pas créer des points faibles en des régions déjà prédisposées aux hernies.

CHAPITRE V

Etude comparative.

Considérations préliminaires.

Nous venons de faire plus ou moins succinctement l'exposé des divers procédés imaginés pour la cure radicale de la hernie inguinale. Jusqu'ici nous avons surtout fait connaître la technique ; il nous reste maintenant à les envisager à deux points de vue non moins importants.

Ce sont :

1° Les considérations théoriques qui ont amené les chirurgiens à proposer ces diverses méthodes opératoires ;

2° Les résultats éloignés obtenus par la mise en pratique de ces mêmes procédés.

En ce qui concerne le premier point, nous aurons particulièrement en vue d'indiquer les principales raisons tirées tant de l'anatomie que de l'évolution de la hernie inguinale, raisons qui ont incité les chirurgiens à adopter telle ou telle méthode ne nous faisant point faute, chemin faisant, de rappeler les objections qu'elles peuvent soulever. Cette étude aura pour nous l'avantage de faire mieux ressortir quelles sont les ressemblances et les dissemblances des divers procédés et de nous les faire considérer dans une vue d'ensemble. Néanmoins, nous ne nous attarderons pas dans cette étude, car, en chirurgie une méthode opératoire s'apprécie moins par des considérations théoriques que par la valeur de ses résultats, et, pour le cas présent, de ses résultats dans les conditions les plus variées et pendant un laps de temps de plus en plus considérable.

C'est principalement sur l'étude des résultats éloignés que nous eussions voulu faire porter la majeure partie de notre parallèle. Mais malheureusement cette étude ne peut guère répondre à notre attente et nous permettre d'établir des conclusions fermes.

S'il ne s'agissait que de savoir, si l'opération de la cure radicale mérite d'être tentée, si elle peut se justifier dans certains cas, la question serait moins ardue et nous ne ferions que corroborer ce qui est admis en général par tous les chirurgiens. Que l'on consulte les principales discussions soulevées à propos de la cure radicale des hernies, les mémoires écrits à ce sujet, on s'aperçoit qu'il existe pour ainsi dire unanimité de vues à admettre que la cure radicale est une opération qui doit faire partie de l'arsenal chirurgical.

Mais où les divergences apparaissent, c'est lorsqu'il s'agit de définir les cas où elle doit s'appliquer, de faire un choix parmi les nombreux procédés proposés et, sauf les promoteurs de ces procédés, la majorité des chirurgiens est presque aussi unanime à reconnaître que l'on est loin d'être éclairé à cet égard.

Nos investigations porteront moins sur les cures radicales faites dans des cas de hernies étranglées que sur celles pratiquées dans le cas de hernies non étranglées, car, dans la hernie étranglée, la cure radicale devient une partie de l'opération en quelque sorte accessoire. Elle a à tenir compte de conditions pathologiques variables qui ne permettent point une uniformité de vues à cet égard, et enfin, s'il existe un procédé qui réussisse pour les hernies non étranglées, il va de soi qu'autant qu'il sera compatible avec les conditions pathologiques de la hernie et l'état du patient, on devra en faire l'application après la suppression de l'étranglement.

En outre, en ce qui concerne les hernies non étranglées il faut considérer :

Les hernies simples, réductibles, sans accidents.

Les hernies compliquées (irréductibilité, incoercibilité, douleurs, etc.)

Or, notre attention sera spécialement attirée par les cas où la cure radicale est tentée pour des hernies simples, où rien autre ne motive l'opération que le désir du malade ou l'espoir de supprimer une infirmité plus ou moins incommode. Ce sont ces opérations que l'on a appelées : « opérations de complaisance ».

Tillaux, dans ses cliniques, les admet si le malade la réclame soit pour entrer dans une profession dont l'exclut la présence de sa hernie, soit pour d'autres raisons personnelles.

Ce sont des opérations assez fréquentes en Angleterre, à cause du grand nombre de jeunes gens qui veulent entrer dans l'armée ou dans la marine, où la hernie est cause d'exclusion, ou encore qui veulent se livrer à des exercices physiques plus ou moins violents et faire partie de clubs sportifs.

C'est dans ces cas surtout que l'opération a pour objet

primordial la cure radicale, d'obtenir, comme le dit Félizet, ce résultat :

Une hernie qui n'existe plus et qui ne reviendra pas, et c'est dans ces cas aussi qu'il faut réclamer à un procédé, le plus de chances possible de réussite, non pas seulement immédiate, mais encore persistante.

Au contraire, quand il s'agit de hernies, qui, sans être étranglées, présentent un état plus ou moins incommode, peuvent devenir la source d'accidents graves, où le traitement palliatif par les bandages devient insuffisant et même impossible, une opération dans ces cas, même si elle n'amène pas la cure radicale, peut se justifier si elle a amélioré l'état du malade, a permis un traitement palliatif efficace. Si partiel que soit le succès, il est à rechercher à cause du peu de risques que court le malade. Ce sont ces cas qui rentrent dans la formule de Trélat disant que l'on doit opérer :

« Toute hernie, toutes les fois qu'elle n'est pas complètement, facilement et habituellement maintenue par un bandage. »

Dans ces cas on peut se contenter d'une cure chirurgicale, que certains chirurgiens croient encore seule possible.

Pouvons-nous, parmi les cas de hernies simples et réductibles où la cure radicale a été tentée, trouver des résultats éloignés assez probants, qui nous permettent de faire un choix entre les diverses méthodes ? Disons-le tout d'abord, c'est un point qu'il nous sera difficile sinon impossible d'éclaircir suffisamment.

Les raisons en sont diverses.

Ce n'est point que nous n'ayons eu à notre disposition

un nombre suffisant de cas de cure radicale, qui puissent nous fournir des points de comparaison. Les cures radicales se sont multipliées ces derniers temps et O. Marcy, dans son travail sur la hernie inguinale chez l'homme signale plus de trois mille cas de cure radicale, qui ont dû être largement dépassés depuis. De sa statistique, nous retiendrons ce fait qu'il ne signale parmi le nombre qu'une proportion de morts de moins de 1 pour 100.

Pour qu'une statistique puisse nous fournir des renseignements utiles et probants, il ne suffit pas qu'elle porte sur un grand nombre de cas, mais il faut encore qu'elle tienne compte des conditions variables de ces cas, qu'elle renferme une proportion convenable de cas opérés par les diverses méthodes et surtout enfin qu'elle nous donne connaissance d'un nombre de plus en plus considérable des résultats éloignés et le plus éloignés possible. Or, tous les documents que nous avons pu consulter sont loin de répondre à tous ces *desiderata.*

Les uns relatent tous leurs cas de cure radicale sans établir de distinction bien nette entre les diverses variétés de hernies abdominales opérées, mais c'est la rareté cependant. D'autres, tout en faisant cette distinction, et même encore entre les cas de hernies étranglées et non étranglées, ne distinguent point parmi ces dernières les cas de hernies simples de ceux de hernies compliquées et surtout à propos de la hernie inguinale les variétés congénitale proprement dite et acquise.

Mais ces lacunes deviennent encore plus frappantes lorsqu'il s'agit des résultats éloignés. Ici le plus souvent la distinction n'existe plus. Sur tant de cures radicales, un chirurgien signale qu'il en a revu un tel nombre et a noté tant de récidives, mais il néglige d'indiquer à quelle variété appartiennent les cas revus. Cette manière de faire se comprenait au début, alors qu'il s'agissait d'implanter en chirurgie l'opération de la cure radicale, qu'il fallait mettre en relief l'excellence de ses résultats, mais elle devient insuffisante alors qu'il s'agit d'établir la supériorité de tel ou tel procédé. Chaque hernie a une constitution propre, et, tout en pouvant être justifiable d'une méthode générale de cure radicale de la hernie, elle demande, suivant les cas, des modifications qu'on ne peut apprécier que par leurs résultats.

Cette confusion de tous les cas de hernie dans l'établissement du pourcentage des récidives ne pourrait s'admettre que si chaque variété de hernie abdominale présentait une proportion égale de récidives. Or, il n'en est pas ainsi et le travail récent de von Büngner *(Zur radical Operation der Hernien)* nous en fournit un exemple probant.

Sur 86 opérations faites par le procédé Küster sur 84 individus dont 40 cas de hernies non étranglées et 46 d'étranglées avec 7 morts il a revu après une intervalle d'au moins dix-huit mois.

67 malades avec 68 hernies.

et constaté

61 cures, 6 récidives.

d'où la proportion de 9 pour 100 comme récidives.

Mais, fait important, les 6 récidives ont été constatées chez des hommes porteurs de hernie inguinale et par suite la proportion de récidive devient pour cette catégorie 16 pour 100 (6 récidives sur 38 cas revus parmi 48 opérations).

« Toutes ces récidives, dit von Büngner, se rapportent

donc, d'accord en cela avec les remarques d'autres auteurs, au groupe des hernies inguinales et à des malades du sexe masculin. »

En outre nous voyons souvent les chirurgiens étendre aux cas non revus le résultat de leur pourcentage de récidives dans les cas revus et si ce résultat est excellent il n'en devient que meilleur, car alors il porte sur un nombre bien plus considérable, vu qu'ordinairement le nombre des cas revus est moindre que celui des cas non revus. Les chirurgiens partent de ce principe que les cas revus doivent renfermer surtout ceux qui n'ont pas bénéficié de l'opération et plus petit en est le nombre, moins il y a pour eux d'insuccès. On peut admettre cet argument mais il ne convainc pas et surtout, avec les facilités de locomotion qui existent à notre époque, avec les changements de résidence de plus en plus fréquents, on peut se demander s'il n'y a pas là une cause péremptoire de la difficulté à suivre ces cas sans préjudice d'autres causes.

Bull, qui a examiné pendant un an tous les cas de hernies à Hospital for Ruptured and Crippled de New-York, s'est occupé de rechercher les récidives consécutives à une opération et il nous fournit à ce propos une statistique assez suggestive (voir aux pièces justificatives).

Dans un premier tableau il donne les récidives survenues chez des individus dont il a pu connaître le mode d'opération soit par le malade soit par registres d'hôpital, soit par autres renseignements. Les récidives appartiennent à des méthodes variées, le bandage a été tantôt porté, tantôt non, et l'époque de la récidive varie entre trois ans et demi et un mois. A ce sujet, dans son mémoire il tire cette cnclusion qu'il ne faut certifier qu'une cure est permanente qu'autant qu'elle aura subi l'épreuve de cinq années d'existence. Cette question de l'épreuve du temps pour assurer la permanence d'une cure radicale prête à beaucoup de controverses. Au début, si le résultat immédiat avait été excellent, si la cicatrice se présentait avec des conditions de solidité suffisante, on considérait que, passé une certaine période (trois à six mois), on pouvait regarder le cas comme guéri d'une manière permanente. Mais on ne tarda pas à constater que des récidives survenaient bien plus tard. Alors que le professeur Sœür établit que les trois quarts des récidives se produisent après la première année et que, celle-ci passée, le malade a bien des chances de ne plus en avoir, pour Weir et Anderegg les chances de récidive ne deviennent faibles qu'au bout de deux ans. Burrell croit personnellement qu'il faut au moins trois ans sinon cinq ans pour qu'une hernie puisse être certifiée guérie d'une manière permanente. Nous venons de voir que Bull demande au moins cinq ans. Or, si l'on voulait admettre cette limite il y en a bien peu dans les cas revus qui satisferaient à cette condition.

Dans un second tableau Bull donne les cas de récidives survenues chez des hernies inguinales réductibles traitées par la cure radicale mais dont il ne peut certifier la méthode. A remarquer ici la diversité des hôpitaux où elles ont été traitées.

Dans un troisième tableau, il donne les cas de récidives survenues chez des hernies inguinales opérées soit pour étranglement, soit pour irréductibilité. A remarquer encore la diversité des hôpitaux et même ce fait qu'il y a eu des cas opérés en Europe.

Enfin, dans un dernier tableau, il donne les cas de

hernies irréductibles ou étranglées, où l'on a opéré pour améliorer l'état du malade et où on peut induire qu'aucune méthode radicale actuelle n'a été employée soit d'après l'avis du chirurgien, soit d'après la date de l'opération. Ce tableau serait un peu analogue à celui donné par Segond dans sa thèse d'agrégation, lequel, établi d'après des relevés de Berger, a pour but de montrer que les récidives surviennent même après la cure naturelle de la hernie. Le tableau présent offre cependant une signification inverse, par ce fait qu'il montre qu'une simple kélotomie sans tentative de cure radicale peut voir survenir une récidive bien plus tard que dans les cas précédents où la cure a été tentée. A remarquer dans ce tableau le numéro 13 qu'il donne comme opéré à Lyon, et où la récidive ne survient que vingt-trois ans après. Notons cependant le fait habituel du bandage dans tous les cas, sauf le numéro 9, où la récidive est survenue deux mois après.

Ces tableaux montrent qu'on ne saurait être trop prudent dans l'appréciation des résultats éloignés d'une cure radicale, ni trop se hâter de compter pour des succès les cas non revus.

En outre de l'insuffisance du nombre des cas revus, il est encore à signaler une discontinuité dans la surveillance de ces cas. Des chirurgiens donnent de nouvelles statistiques sans se préoccuper de leurs cas anciens, et négligent de dire si la cure persiste encore. Trop souvent ils font mention isolément de leurs opérations de cure radicale, et s'en tiennent aux résultats immédiats. Il est cependant des exceptions et, parmi elles, nous signalerons les statistiques de Mitchell Banks :

Nous publions *in extenso* ces dernières, car elles nous paraissent remplir les conditions de toute bonne statistique. Ce qui nous a frappé chez cet auteur, c'est qu'à trois intervalles en 1884, 1887, 1893, il publie ses statistiques et que chaque fois, tout en donnant la relation d'opérations nouvelles, il fait mention de ses anciennes et se préoccupe de nous renseigner sur l'état présent. Il a établi une colonne spéciale où il indique la période de temps écoulée entre l'opération et la dernière inspection, faisant ainsi ressortir l'importance du laps de temps écoulé, pour apprécier les résultats éloignés. A remarquer aussi que, contrairement à certains chirurgiens, il s'abstient de juger une opération s'il ne s'est pas écoulé au moins une période de temps supérieure à six mois. Enfin, point important, il classe en tableaux différents les opérations suivant les conditions où elles ont été faites :

Un pour hernies de dimensions modérées ;

Un pour hernies de dimensions volumineuses ;

Un pour hernies étranglées.

Quant aux points particuliers à chaque cas, il les signale dans le corps des tableaux, sans s'embarrasser dans une foule de détails.

Il est à souhaiter que les opérations de cure radicale soient ainsi groupées dans un tableau d'ensemble. Cela faciliterait singulièrement tout travail de comparaison des divers procédés.

Il est encore à signaler ce point que les statistiques fournies par un chirurgien à l'appui de son procédé sont le plus souvent excellentes : c'est ainsi que nous donnons comme spécimen un tableau fait d'après les relevés de Macewen en 1887, à l'instar de ceux de Banks, et qui nous donne une idée de ce que devrait fournir toute bonne statistique d'opérations de cure radicale. Mais si l'on considère les opérations faites d'après ce procédé par d'autres chirurgiens, la proportion n'est plus la même et, en Amérique, bien des chirurgiens ont abandonné sa méthode pour celle de Mc Burney.

Dans une discussion à propos de la cure radicale *(New-York Academy of medecine*, fév. 1889), Abbe dit que lorsqu'on signale à Macewen les insuccès de sa méthode entre les mains d'autres chirurgiens, il répond que la raison en est qu'ils n'en suivent pas bien la technique. La raison invoquée peut être vraie, mais elle est un peu par trop *ad hominem*.

Enfin, il est certains procédés trop récents encore pour que l'on puisse discuter leur valeur, d'après le résultat des cas opérés. Il est à remarquer, en effet, que, s'il y a un ralentissement parmi les chirurgiens à fournir des statistiques, il n'y a pas le moins du monde pénurie de nouveaux procédés. Sans vouloir dire que cela indique l'insuccès de toutes les tentatives de cure radicale, c'est un indice tout au moins que l'on est loin encore d'avoir trouvé la méthode qui s'imposera aux chirurgiens, par le nombre des cas heureux et la persistance de la cure.

Green, à ce propos, a pu dire avec raison *(Suff. district medical Society, surgical section*, 4 janv. 1888) que « dans les opérations précédentes pour cure radicale, on a tellement été désappointé, que l'on comprend la réserve des chirurgiens et même un certain scepticisme de leur part au sujet de la valeur des divers procédés ».

Considérations sur l'opération.

Ces préliminaires posés et ces réserves faites, considérons maintenant l'opération de la cure radicale en elle-même.

Au Congrès de chirurgie de 1888, Segond s'exprimait ainsi : « La cure opératoire de hernies est-elle oui ou non radicale?... Cette prétendue « chinoiserie » tient sous sa dépendance au moins trois questions qui divisent encore les chirurgiens, et dont la solution présente cependant un intérêt non douteux. Je veux parler de la facilité plus ou moins grande avec laquelle il convient d'accepter les indications de l'opération, de la mesure que nous devons garder dans l'étendue de certaines manœuvres opératoires et de l'opinion que nous avons à nous faire sur les avantages ou les inconvénients du port d'un bandage à la suite de l'intervention. »

C'est principalement à ce triple point de vue que nous allons poursuivre notre travail, chacun d'eux correspondant à l'une des trois phases principales de l'opération :

Phase anté-opératoire ;
Phase opératoire proprement dite ;
Phase post-opératoire.

I. Phase anté-opératoire

C'est ici que le chirurgien doit s'assurer les conditions qui lui permettront d'obtenir surtout le premier *desideratum*, c'est-à-dire la bénignité de l'opération, condition *sine qua non* de toute tentative de cure radicale,

Grâce à des précautions antiseptiques rigoureuses, aussi bien qu'à un choix judicieux des cas à opérer, le chirurgien qui tente une cure radicale peut espérer un bon résultat immédiat, sinon éloigné, et s'éviter par suite de fâcheux insuccès.

On ne saurait trop prendre de mesures minutieuses d'antisepsie, ni trop rechercher surtout une asepsie parfaite.

S'il y a divergences, elles portent principalement sur les moyens pratiques mis en œuvre dans ce but. Nous n'insisterons pas sur ce sujet suffisamment mis en lumière dans les ouvrages qui traitent la question.

Mais dès lors qu'il s'agit de poser les indications de l'opération, il y a de nombreuses discordances dans les avis des chirurgiens?

Les uns, comme Mitchell Banks, insistent sur ce point que l'on ne doit pas entreprendre, de propos délibéré une cure radicale, qu'il faut se laisser guider par des raisons suffisantes pour l'indiquer, en un mot l'*opération doit être motivée*.

D'autres, comme Lucas-Championnière, sont d'avis que l'on doit opérer toute hernie quelle qu'elle soit, sauf à se préoccuper des cas où l'opération serait infructueuse ou dangereuse ; on aurait moins à poser les indications que les contre-indications, en un mot *faire une cure radicale serait la règle*.

La réserve de beaucoup de chirurgiens s'explique par ce fait qu'il ne veulent pas faire courir sans motif à un hernieux les chances d'une opération, si bénigne soit-elle, qui, dans leur esprit, ne saurait lui assurer une cure définitive sûre et certaine.

Les indications de cure radicale sont subordonnées à deux sortes de conditions :

Les unes se rapportant à la nature de la hernie ;

Les autres se rapportant à l'individu qui en est porteur.

C'est surtout la première catégorie que visent les considérations précédentes.

Quant aux conditions de la seconde catégorie elles comprennent :

Des conditions de sexe ;

Des conditions d'âge ;

Des conditions de santé.

Conditions de sexe : On est généralement d'accord à admettre que l'opération de la cure radicale de la hernie inguinale est plus propice chez la femme que chez l'homme.

En effet, on se trouve ici en présence de conditions anatomiques un peu différentes qui facilitent l'opération et peuvent faire espérer un résultat plus satisfaisant. Dans toutes les statistiques de cures radicales pour hernie inguinale, on voit que les résultats sont bien plus favorables chez la femme. C'est ainsi que Lucas-Championnière sur 19 hernies inguinales opérées chez la femme, en a revu 10 sans aucune récidive avec un cas datant de neuf ans et un autre datant de quatre ans. Au congrès de chirurgie allemande de 1891, von Bergmann signale deux femmes opérées, il y a six ou sept ans, qui ont guéri tout à fait bien et dont l'une a présenté une hernie du côté opposé.

En outre, les raisons qui militent en faveur de l'opération sont bien plus majeures que chez l'homme :

1° A cause des craintes que peut faire naître la présence d'une hernie inguinale pour les accouchements ultérieurs ;

2° A cause des inconvénients plus accentués inhérents au port d'un bandage.

Aussi Manley, à l'Association médicale américaine (réunion de 1892), dit-il qu'en principe on doit toujours appliquer la cure radicale aux hernies inguinales chez la femme.

Même opinion exprimée par M. Poncet (thèse de Delaris, Lyon, 1892) « du seul fait, dit-il, qu'une hernie inguinale existe chez la femme, on doit chercher à en obtenir la guérison par la cure radicale ».

Conditions d'âge : Cette question de l'âge le plus favorable à une cure radicale a donné lieu à de nombreuses controverses.

Pour certains, on est assuré de bons résultats d'autant plus qu'on opère dans le jeune âge et même avant qu'un bandage soit porté. C'est l'opinion émise par Chicken à la discussion de 1893 à l'Association médicale britannique.

Ward Cousins donnait à cette même réunion une statistique portant sur 120 enfants d'un à sept ans traités par la cure radicale et où il aurait eu 80 pour 100 de guérison.

Cependant la généralité des chirurgiens est loin d'être de cet avis et sans nier que l'opération ne puisse être effectuée avec succès chez l'enfant en bas âge, ils pensent qu'il ne faut pas opérer de trop bonne heure et qu'il est préférable de faire courir à l'enfant la chance d'une cure naturelle par le port d'un bandage approprié, quitte à l'opérer plus tard si la hernie persiste, alors que les tissus sont plus développés et qu'il sera mieux à même de supporter l'opération.

En effet, plus l'enfant est jeune, plus on se trouve dans des conditions mauvaises d'opération. Sans parler des difficultés qui tiennent à la minceur des tissus en voie de développement d'où des manœuvres de dissection délicates, l'opération présente toujours une certaine gravité.

D'abord des craintes d'issue fatale soit du fait de l'anesthésie, mais surtout à la suite du shock opératoire. A propos d'anesthésie, à signaler la complication indiquée par Lucas-Championnière : c'est le cas d'helmintes accumulés dans les voies digestives, qui périssent sous l'influence de l'anesthésie chloroformique, se putréfient et peuvent occasionner des accidents graves. En ce qui concerne le shock, Karewski, dans une statistique de 852 cas de cure radicale, a relevé 63 cures radicales pour enfants parmi lesquelles 3 morts dont 2 (enfants au-dessus de 3 ans) de shock. Toutefois, il est à noter que c'est une perspective à craindre surtout dans le cas d'opération prolongée, de grosses hernies volumineuses où il existe des adhérences. C'est ainsi que dans les tableaux de Banks se trouve relaté un cas de mort par shock chez un enfant de deux ans, opéré pour une grosse hernie inguinale renfermant le cæcum adhérent — adhérences qu'il lui avait été très difficile de détacher.

Puis viennent les difficultés d'assurer une asepsie parfaite et de maintenir les pansements à l'abri de toute infection. Il est en effet à considérer que l'on opère sur une région voisine des organes génito-urinaires, et il est très fréquent chez les enfants de voir le pansement souillé par les urines.

Des chirurgiens, pour prévenir cet inconvénient, ont dans certains cas pratiqué comme opération préliminaire l'urétrotomie externe. Ainsi à la *New-York surgical Society* (28 mai 1892), Gerster rapporte une observation d'urétrotomie externe comme préliminaire à une cure radicale de hernie inguinale.

Il s'agissait d'un enfant qu'il a opéré pour une double hernie inguinale, auquel il pratiqua l'urétrotomie externe pour prévenir la contamination du pansement par l'urine. Cette nouvelle ouverture urétrale procura, dit-il, un avantage évident et le cas fut très satisfaisant, puisqu'il n'y eut pas de signe de récidive. Les sutures employées furent des fils d'argent. Il y eut suppuration d'un côté à la suite d'une attaque de fièvre scarlatine.

Enfin, il est encore très difficile d'épargner aux tissus qui se cicatrisent l'action de l'impulsion intestinale. On a à faire à des bébés plus ou moins turbulents, qui se démènent beaucoup, poussent des cris à tout propos — d'où une agitation continuelle des parois de l'abdomen et de son contenu. A ce propos Buchanam propose le pansement suivant :

L'enfant est placé sur une croix de saint André dont les bras supérieurs sont unis par une bande de calicot, tandis que les extrémités inférieures sont disposées de manière à maintenir les jambes de l'enfant avec l'aide de bandes plâtrées. Le bassin et la poitrine sont rendus également solidaires du même appareil et ainsi les mouvements de l'enfant sont effectivement contrôlés.

Dans le cas d'un garçon opéré pour une cure radicale

de hernie inguinale, Whitman[1] fit usage du pansement suivant :

Gaze iodoformée recouverte d'un tampon épais de coton au sublimé, maintenue en place par un bandage en T de caoutchouc qui donnait une pression égale et préservait de toute contamination. La jambe était alors fléchie sur le corps et fixée sur une attelle métallique courbe connue sous le nom de *Cabot hip-splint*. Ainsi il empêchait l'enfant de déchirer le pansement et immobilisait la jambe.

Si l'on se reporte à l'autre extrême de la vie, on voit aussi que les chirurgiens sont moins partisans de pratiquer une cure radicale, quand l'individu a dépassé l'âge adulte et est devenu un vieillard. Ainsi pour Lucas Championnière, il ne faut pas opérer après quarante ans. A la Société nationale de médecine de Lyon (1892), M. Poncet exprimait un avis analogue, car, disait-il, chez les vieillards, l'opération était souvent mortelle, non pas par péritonite, mais par broncho-pneumonie et pour lui, passé cinquante ans, il ne fallait pas intervenir.

On comprend cette réserve, surtout si l'on considère les cas de hernie inguinale simple, où le bandage est efficace, car alors ici les avantages consécutifs à une opération ne peuvent entrer en parallèle avec les chances d'une opération, qui, à mesure qu'elle s'adresse à un individu plus âgé sont moins favorables.

On opère sur des tissus de moindre vitalité, chez des individus atteints souvent de tares organiques et l'on ne peut espérer ni un processus de cicatrisation aussi rapide que chez les sujets jeunes ou adultes, ni que le patient fasse

[1] *Boston med. and surg. journal*, 1888, t. I.

sans dangers les frais d'une opération. Souvent aussi on se trouve en présence de parois relâchées, affaiblies, qui cèdent au moindre effort et l'on ne peut s'attendre à une guérison définitive. Enfin, chez l'individu âgé, il est à craindre les complications du côté des organes respiratoires, qui, quand bien même elles ne mettraient pas la vie de l'opéré en danger, sont de mauvaises conditions de cure radicale par suite de la toux plus ou moins incessante qui les accompagne.

En résumé, le meilleur âge pour opérer serait la seconde enfance et l'adolescence, et c'est dans cette catégorie que se rencontrent les succès les plus nombreux et les plus complets ; ici on tombe généralement sur des hernies plus ou moins récentes qui n'ont pas eu le temps de trop modifier la région, sur des hernies dues souvent à une persistance du canal péritonéo-vaginal sans que l'on ait affaire à des parois affaiblies.

Une des statistiques les plus suggestives est celle fournie par Poore[1]. Elle porte sur 24 enfants de 2 à 11 ans. Il y a eu 24 opérations (l'un avait une double hernie). Sur les 25 hernies, 24 étaient congénitales 1 acquise. 20 fois on a employé la méthode Mc Burney ; dans les 5 autres, le sac a été lié aussi haut que possible, extirpé, et les piliers de l'anneau suturés. Période d'opération (1885-1892).

On a revu 18 cas en mars 1892. On n'a pas constaté une seule récidive ni même une tendance. Voici le détail :

[1] Contributions from the surgical services of St Mary's Hospital for children *(New York med. journ.*, 1892).

1 revu.	. . . . .	7 ans après.
1 —	. . . . .	6 ans 1/2 —
3 —	. . . . .	4 ans —
2 —	. . . . .	3 ans —
1 —	. . . . .	2 ans 1/2 —
5 —	. . . . .	2 ans —
2 —	. . . . .	18 mois —
1 —	. . . . .	8 mois —
1 —	. . . . .	5 mois —
1 —	. . . . .	2 mois —

Un autre cas est mort trois ans après sans avoir eu de récidive.

L'âge adulte est aussi favorable, mais on ne doit pas compter ici sur autant de succès, car on opère souvent des hernies de plus ou moins longue date et qui ont subi ou fait subir à la région des modifications variables. Ainsi Socin a constaté une grande différence dans la proportion des récidives survenues après les opérations de cure radicale qu'il a faites, suivant que l'on considère des sujets jeunes (au-dessous de 25 ans) ou des adultes.

Dans le premier cas, pour lui, la proportion de succès est de 84 1/2 pour 100 ; dans le second cas, seulement de 42 pour 100 (ces nombres s'appliquent à toutes les hernies).

Conditions de santé : Il va de soi que la cure radicale sera d'autant plus heureuse qu'elle sera faite sur un individu bien portant et sans tare organique. On ne devra la tenter qu'autant que l'on pourra espérer que l'organisme de l'individu puisse faire les frais d'une opération. Par suite, il faut écarter tous les individus affaiblis et cachectiques, tous ceux qui sont atteints d'une tare fonctionnelle (albuminurie, diabète). Se méfier aussi des alcooliques, car ici l'opération peut faire survenir une attaque de *delirium tremens* qui, par les mouvements désordonnés qu'il occasionne est une mauvaise condition pour la suite de la cure, tant au point de vue du résultat immédiat que du résultat éloigné.

S'assurer aussi de l'intégrité des organes respiratoires et, à ce propos, Lucas Championnière conseille d'opérer le moins possible en hiver, de le faire surtout avec le beau temps, pour moins s'exposer à avoir l'inconvénient d'une affection intercurrente des organes respiratoires.

II. Phase opératoire proprement dite

Il s'agit maintenant de savoir par quelles manœuvres opératoires on assurera le résultat suivant :

Une hernie qui n'existe plus et qui ne reviendra pas.

Le point important ici, c'est le second point, celui qui vise le résultat définitif, et tous les efforts des chirurgiens ont porté sur la recherche de manœuvres opératoires propres à parer efficacement au retour de la hernie.

Supprimer la hernie passe au second plan. Ce qu'il faut surtout, c'est écarter les conditions propres à sa reproduction.

Or, empêcher la reproduction de la hernie est un problème complexe, surtout pour la hernie inguinale, où souvent la tumeur herniaire trouve une de ses raisons d'être dans les conditions qui ont présidé au passage du cordon, lequel, par sa présence, maintient toujours ouverte une communication de la cavité abdominale avec le dehors.

Supprimer les causes qui ont amené la protrusion des

viscères au dehors, il serait possible de l'obtenir, si l'on était complètement édi.' sur les causes efficientes réelles de la hernie. Or, on connait à la hernie inguinale bien des origines, sur l'importance de chacune desquelles les chirurgiens sont loin d'être d'accord, et, suivant qu'ils invoquent particulièrement l'une ou l'autre, ils modifient leurs procédés en conséquence.

Il faut considérer qu'en ce qui concerne la hernie inguinale, il y a deux catégories de hernies à évolution clinique toute différente :

Les hernies dues surtout à la persistance plus ou moins complète du canal péritonéo vaginal, à apparition le plus souvent brusque, et où l'on rencontre assez souvent des parois solides et résistantes.

Les hernies, formées de toutes pièces, où, comme le dit Félizet, « le sac est l'effet — l'effort abdominal, l'occasion et le point faible, la cause de production de la hernie. »

Il est certain que dans l'un et l'autre cas les manœuvres opératoires exigées ne sont pas identiques.

Il y a à tenir compte aussi de l'époque d'apparition de la hernie et depuis quand elle existe, car, suivant qu'une hernie est récente ou ancienne, l'état anatomique de la région s'est plus ou moins modifié, et, suivant les cas, il sera plus ou moins facile de rétablir l'état normal.

Enfin, il est un autre point qui a attiré aussi l'attention de beaucoup de chirurgiens, c'est la part qu'il faut donner au trajet parcouru par le cordon à travers les parois abdominales. Nous avons déjà vu que pour Bergmann, tout procédé qui conservait ce dernier ne pouvait aspirer à assurer une cure définitive.

Cependant, la majorité des chirurgiens n'a voulu, en

aucune façon, adopter la pratique de la castration, mais beaucoup se sont occupés d'atténuer les inconvénients dus à la présence du cordon.

C'est ainsi que les uns, comme Postempski et Muguai, suppriment l'un des orifices en constituant un nouveau canal, Parona et Phelps modifient sa direction.

V. Frey [1] s'était aussi préoccupé de cette question : craignant la récidive qui, le plus souvent, se produit au niveau où le cordon spermatique abandonne la cavité abdominale, il eut l'idée de placer le testicule dans le scrotum à travers une fente pratiquée entre les deux droits de l'abdomen. Il eut deux cas de guérison parfaite, pour les deux autres il survint :

Chez l'un une gangrène du testicule ;

Chez l'autre un épanchement hémorragique abondant.

Aussi, dit-il, le procédé ne mérite pas d'être conservé.

Sous l'influence de la même préoccupation, Frank [2] a essayé de façonner sur l'os pubique un conduit afin d'y placer le cordon. Il lui était ainsi possible de fermer le canal herniaire et les piliers inguinaux, sans laisser aucun espace, au moyen d'une suture allant jusqu'aux os. Il cite à l'appui trente-deux cas qui, pour lui, sont une preuve que ce déplacement n'entraîne aucune suite fâcheuse ni pour le cordon, ni pour le testicule.

Par suite de la variabilité des conditions qui donnent naissance à une hernie inguinale, d'un certain inconnu qui règne encore sur l'importance et l'efficacité de chacune des causes provocatrices, on est en droit de penser qu'on

[1] *Société des médecins de Styrie*, 6 fév. 1893.

[2] Ueber die radical Operation von Leistenhernien (*Wiener med. Wochenschr.*, 1892).

ne peut demander à une opération, si bonne soit-elle, d'assurer dans n'importe quel cas un succès complet et durable. Il n'y aurait pas une méthode unique, mais des méthodes pour traiter la hernie inguinale et nous verrons ultérieurement que bien des chirurgiens ont fait appel pour leurs opérations, à des principes empruntés à des méthodes différentes.

Il y aura même des cas, où, *a priori*, il faudra être très réservé sur le pronostic d'une cure radicale, quel que soit le procédé employé : ce sont ceux où la hernie est moins le fait de conditions locales que de causes générales sur lesquelles il serait difficile d'agir et ces cas peuvent se rencontrer dans cette catégorie de hernies que les anciens avaient dénommées *hernies de faiblesse*. C'est ainsi que Lockwood prétend que, dans l'âge avancé et même dans l'âge adulte, on ne saurait prétendre à guérir radicalement la hernie, car, dit-il, leur hernie est due à des causes qu'on ne saurait supprimer par une opération sur la paroi abdominale. S'il fait l'opération dans ces cas, c'est plutôt dans le but d'améliorer l'état du malade, le rendre par exemple capable de supporter un bandage mieux qu'il n'aurait pu le faire auparavant. Certains même, comme Banks, ne croient pas que l'on puisse obtenir réellement une cure radicale et, par suite, s'estiment heureux si par leur intervention ils ont pu assurer au malade un état amélioré : aussi argue-t-il de l'excellence de son procédé moins par les succès complets que par le nombre de succès partiels, c'est-à-dire l'amélioration du *statu quo ante* et dans ces conditions, s'adresse-t-il plutôt à une opération simple et facile, qui soit à la portée de tous.

Néanmoins, bien des chirurgiens sont loin d'adhérer à cette doctrine du *non possumus* et se sont efforcés de trouver des procédés, si compliqués et si difficiles seraient-ils, qui puissent promettre une cure radicale prolongée.

Deux objectifs principaux les ont guidés dans cette voie :

1° Suppression des conditions locales, propres à la production d'une hernie ;

2° Formation d'une barrière suffisante qui puisse s'opposer au retour des viscères.

Tous les chirurgiens n'ont pas accordé une égale importance à chacun de ces desiderata.

A. — *Suppression des conditions locales.*

Les uns incriminent le sac séreux et surtout la présence d'un infundibulum péritonéal, les autres incriminent plutôt le canal inguinal ou l'un de ses orifices, et enfin il y a ceux qui incriminent à la fois sac séreux et canal inguinal. De là des manœuvres opératoires :

Pour le traitement du sac ;

Pour le traitement du canal inguinal.

Traitement du sac et de son contenu. — Sauf les cas de hernie petite et récente, où des chirurgiens comme Kendal Franks, M. Poullet réduisent la hernie, contenu et contenant, la majorité des chirurgiens s'efforce d'interrompre la communication de la poche herniaire avec la cavité péritonéale.

Mais, au préalable, il faut débarrasser le sac de son contenu.

Un certain nombre de chirurgiens réduisent ce dernier

(épiploon ou intestin) sans ouvrir le sac. Pour Bryant, l'ouverture du sac quadruple les risques de l'opération.

Beaucoup, cependant, recommandent l'ouverture du sac, car elle permet de s'assurer de l'état de son contenu, de détacher les adhérences qui peuvent exister et, pour quelques uns, elle donne la latitude d'introduire un doigt au niveau du collet pour repousser l'intestin et l'empêcher de pouvoir être pris dans la ligature ultérieure du sac.

Pour Lucas-Championnière, cette ouverture est nécessaire, car pour lui on doit toujours faire l'ablation de l'épiploon qui, le plus souvent, constitue toute la hernie, ou tout au moins accompagne l'intestin ; dans les cas même où il serait absent, il cherche à l'atteindre dans la cavité abdominale.

Il attache une grande importance à cette ablation de l'épiploon, qui offre les avantages suivants :

1° Vider l'abdomen de son contenu pour donner place aux autres viscères ;

2° Supprimer un organe, qui est un agent actif de la formation des hernies ;

3° Permettre de constater s'il y a des adhérences au niveau du collet et au-dessus — adhérences qui sont des causes fatales de récidive.

D'autres chirurgiens n'y attachent pas la même importance et tantôt le réduisent, et tantôt l'extirpent, s'il est trop surabondant.

En tout cas, cette extirpation doit être faite avec soin, car elle peut devenir la source de complications.

Selon Anderegg, l'excision de l'épiploon augmente les risques d'environ 2 pour 100 : il y a à craindre des hémorragies.

Dans la statistique de Hofmokl, il est signalé une mort par péritonite ayant succédé à une petite hémorragie secondaire fournie par un pédicule épiploïque réséqué et réduit.

C'est ainsi que Bull, dans un mémoire[1], rapporte un certain nombre d'accidents intéressant les opérations pour hernie. Il établit qu'en excisant l'épiploon, les dangers suivants doivent être présents à l'esprit :

1° Hémorragie par ligature insuffisante. Aussi recommande-t-on de multiplier les ligatures, si le moignon est volumineux et de les placer de façon que chaque vaisseau soit compris dans une ligature ;

2° Lésions d'intestin voisin par une mauvaise application de ligature ;

3° Inflammation et abcès du moignon épiploïque. Ce dernier inconvénient peut être évité par une grande attention apportée aux sutures et s'il y a quand même inflammation, il ne faut pas attendre pour pratiquer une incision.

Le contenu traité, on s'occupe du sac.

Il y en a qui, après avoir rompu la communication avec la cavité péritonéale et cela le plus haut possible, se contentent de laisser le sac en place. Pour amener l'oblitération de sa cavité, qui pourrait servir de réceptable à une effusion séreuse, Julliard et Terrillon ont pratiqué des sutures en piqué, Leonte et Wœlfler ont modifié sa surface interne.

Cette pratique est basée sur les difficultés que l'on rencontre à séparer le sac des éléments du cordon, sur-

[1] *Annals of surgery*, mars 1893.

tout dans les hernies congénitales proprement dites. Dans ce dernier cas, les difficultés seraient telles que des chirurgiens comme Macewen, qui conseille la dissection du sac, laisse une bande de ce dernier adhérente au cordon.

C'est pour cette catégorie de hernies que Goodwin a proposé son procédé d'amoindrissement de la loge du cordon, en enlevant la portion surabondante séparée par une suture de sellier.

M. Jaboulay supprime la cavité du sac par retournement autour du cordon. Cette manière d'opérer offre quelques inconvénients signalés dans le travail de M. Bérard publié à ce sujet dans la *Province médicale*. Ce sont les risques de compression du cordon, les dangers de nécrose du testicule, et enfin la chance de reproduction de la hernie à cause de la persistance de l'infundibulum péritonéal au dessus du point d'éversion. Mais, jusqu'à présent, aucun des cas traités jusqu'ici par cette méthode n'a encore justifié ces appréhensions.

Un grand nombre de chirurgiens se préoccupent de débarrasser le trajet herniaire et surtout la portion du canal inguinal du sac séreux qui le tapisse.

Ils pratiquent tous alors la séparation d'avec les parties voisines.

Pour faciliter cette séparation du sac, Félizet a proposé de le distendre avec un ballon de caoutchouc, mais on reproche à cette pratique d'introduire un nouvel élément possible d'infection, alors qu'on ne saurait trop les réduire au minimum.

Le sac libéré, les uns l'extirpent, les autres le conservent, mais tous veulent son oblitération et même le plus haut possible, pour ne point laisser subsister de disposition infundibuliforme propre à une récidive.

Dans le cas d'extirpation, tant pour interrompre la communication avec le péritoine que pour que ce dernier soit fermé après la section du sac, on s'adresse soit à la ligature, soit à la suture.

On a reproché à la ligature de froncer la surface péritonéale au niveau de l'ouverture, d'amener la formation de plis radiaires séparés par des dépressions pouvant devenir des amorces de hernie.

Cet inconvénient est moindre avec la ligature croisée et d'ailleurs si, comme Lucas-Championnière, on n'applique la ligature qu'après avoir opéré des tractions sur le péritoine le moignon lié remontera dans la cavité abdominale au dessus de l'anneau profond, lequel sera par suite recouvert par une surface lisse.

Cependant, certains chirurgiens, comme O. Marcy, préfèrent la suture.

On a demandé encore l'oblitération de l'ouverture péritonéale à la torsion. Elle aurait pour les chirurgiens qui la pratiquent le double avantage de procurer une occlusion hermétique de l'ouverture et en même temps de tendre le péritoine pariétal au point de supprimer l'infundibulum qui peut exister de l'autre côté. Mais on lui reproche de ne pouvoir s'appliquer aux sacs de hernies petites et récentes, trop minces et insuffisants pour se prêter à la torsion, de faire courir les risques d'une déchirure et enfin de pouvoir s'accompagner d'une lésion de l'intestin lorsque, par un fil de suture, on fixe au collet les tours de spire.

Ceux qui conservent le sac le font dans le but de s'en

servir pour renforcer soit les parois, soit l'un des orifices, tantôt se servant de la totalité du sac, tantôt ne se servant que de la portion qui tapisse le canal inguinal et laissant la portion inférieure à elle-même ou pour former une tunique vaginale au testicule dans le cas de hernie congénitale.

Traitement du canal inguinal. — Les manœuvres opératoires ne sont pas moins diverses vis-à-vis de ce dernier.

Nous ne considérerons ici que celles qui se rapportent soit à son amoindrissement, soit à l'occlusion de ses orifices, soit à sa reconstitution.

Quelques chirurgiens pensent que le canal inguinal, débarrassé de la présence du sac, tend à s'oblitérer naturellement, d'autant plus que par les manœuvres de dissection du sac on a pour ainsi dire avivé les parois du canal et provoqué une irritation opératoire.

Aussi pour eux toute l'opération porte principalement sur le traitement du sac et si, comme Banks et Félizet, ils y adjoignent cependant la suture des piliers de l'anneau superficiel, c'est comme un temps accessoire.

Je ne pratique pas, dit Banks, cette suture dans le but d'amener l'occlusion permanente de l'anneau, mais simplement pour m'assurer que la hernie ne descendra pas pendant une assez longue période, de sorte que, si l'on a affaire à un canal tout à fait normal, il puisse avoir la chance de s'oblitérer.

C'est la même opinion qu'exprime Félizet. Pour rendre plus facile cette manœuvre, il propose de faire une haute incision sur le ventre de manière à dominer l'orifice superficiel et même si l'objectif principal est la suture des piliers, au lieu d'une incision parallèle au canal, il indique une incision transversale comme plus commode à remplir ce but.

Cette incision, il l'a employée particulièrement dans le cas d'ectopie testiculaire dans le but d'opposer ainsi par la suture des piliers un obstacle à la protrusion des viscères au dehors et à la rentrée du testicule dans la cavité abdominale.

D'autres chirurgiens ont attaché plus d'importance à cette suture des piliers. C'est la pratique suivie par Czerny et Annandale. Czerny réunit les piliers tels qu'ils sont sans avivement préalable. Félizet, lui aussi, condamne la pratique de l'avivement d'autant plus qu'elle serait illusoire, puisqu'elle porte, dit-il, sur des tissus dépourvus de vaisseaux. Le professeur Gross de Philadelphie conseille au contraire l'avivement.

Ferrari, Parona, Phelps et autres chirurgiens se préoccupent principalement de fermer hermétiquement l'orifice profond.

Il est toute une catégorie de chirurgiens qui portent plutôt leur action sur le canal inguinal. Ainsi Kendal Franks, Barker, Richelot recherchent au moyen de sutures l'affrontement des parois du canal, laissant seulement un espace suffisant au passage du cordon.

Avec Macewen, Bassini nous tombons dans les chirurgiens qui veulent restituer au canal inguinal sa disposition normale, et lui rendre son obliquité.

Macewen demande un tel résultat à la traction du tendon conjoint en haut et en dehors : il le maintient dans cette position par une anse de catgut dont il fixe chaque extrémité sur l'aponévrose du grand oblique.

Bassini, lui, refait de toutes pièces le canal inguinal en lui reconstituant une paroi postérieure.

Il nous reste à parler de deux modes de traitement du trajet inguinal, traitement sur lequel repose toute l'opération de la cure radicale, le sac étant plus ou moins négligé.

Bottini pense, par une occlusion parfaite de l'orifice profond, opposer une barrière suffisante à la protrusion des viscères. Il apporte à l'appui trente-sept cas de cure radicale de hernie avec bons résultats. Cependant Postempski émettait des doutes sur le résultat définitif, car il ne peut croire que deux ou trois anses de catgut soient suffisantes pour s'opposer au retour de la hernie.

M. Poullet, par contre, propose l'obturation de l'orifice superficiel par lambeau fibro-périostique. C'est une pratique qui a une certaine analogie avec le procédé préconisé par Zezas et signalé par Routier au Congrès de chirurgie 1888. Zezas a cru devoir transplanter du périoste de lapin en avant de l'orifice inguinal et, trouvant cette uns œuvre trop difficile, il conseille tout bonnement d'emuᴚᴚᴊterau patient lui-même un lambeau du périoste de pon tibia.

Au Congrès de chirurgie allemande de 1893, Kraske signale que dans la cure radicale de hernies il a pratiqué l'occlusion de l'orifice herniaire à l'aide d'un lambeau ostéo-périostique détaché du pubis. — Les résultats seraient surprenants : non seulement on trouverait un appui aux parties osseuses du lambeau, mais encore à une nouvelle formation d'os. Trendelenburg croit cette façon de procéder seulement applicable à la hernie crurale.

Cette méthode d'occlusion, dans le cas de hernies où le trajet inguinal subsiste encore, laisse intacte la portion intermédiaire entre les deux anneaux; d'où la possibilité de hernies interstitielles comme dans les cas où l'orifice superficiel est obturé par le testicule.

S'il s'agit de hernies anciennes et volumineuses, où le trajet herniaire a disparu et les deux orifices ont fusionné, le principal but de l'opération est d'obturer cet orifice unique. Mais il faut tenir compte que l'on met en rapport des tissus fibreux de peu de vitalité dont une portion (piliers de l'anneau superficiel) est soumise à des tiraillements. En outre, il faut ménager au cordon un passage qui reste toujours une voie ouverte au retour des viscères et on ne peut compter ici sur le correctif de l'obliquité du canal inguinal.

Ce sont là des objections purement théoriques. Sont-elles infirmées par les résultats pratiques? M. Poullet (Congrès de Rome, 1894) parle de quarante-deux opérés, d'âge divers, dont trois récidives : deux chez des malades opérés antérieurement et une chez un malade au début de l'application du procédé. Chez quelques-uns, dit-il, l'opération remonte à une période de quinze à dix-huit mois. Il a tout lieu de penser que les résultats définitifs seront excellents.

M. Jaboulay nous a dit avoir, dans deux cas, chez l'enfant, recherché la cure radicale par un mode particulier de suture de l'anneau superficiel. Il opère d'abord le relèvement du cordon et du testicule: dans un cas il a pratiqué le retournement du canal péritonéo-vaginal, dans l'autre il a réduit simplement le contenu du sac, sans l'ouvrir. Le cordon et le testicule ainsi relevés sur l'abdomen vers le bord supérieur de l'anneau superficiel, il suture les piliers de cet anneau de bas en haut, de manière à faire sortir le cordon à la partie supérieure de l'anneau. Cela fait, il remet en place cordon et testicule.

Par cette manière de faire, le point de sortie du cordon se trouve élevé, et sa direction dans le canal inguinal devient légèrement oblique de bas en haut.

Il y aurait à craindre de l'œdème du scrotum, à la suite de compression des veines du cordon tant de la part du retournement des feuillets fibro-séreux (quand il est pratiqué), que de celle de la courbure imprimée au cordon par l'élévation de son point de sortie. M. Jaboulay n'avait pas vu cet œdème amener encore des suites fâcheuses; il disparaîtrait au bout de quelques jours.

B. — *Formation d'une barrière protectrice.*

Cette condition a été demandée à deux manœuvres opératoires principales :

1° Formation d'un tampon interne capable de dévier l'impulsion intestinale hors de l'anneau profond et du point faible ;

2° Formation d'une cicatrice solide et résistante qui renforce la paroi en supprimant tout point faible.

I. — En ce qui concerne le premier point, c'est au sac ou à une portion du sac que l'on demande généralement de fournir la masse saillante pour dévier l'impulsion intestinale.

Certains, comme Bennett, demandent un surcroît d'aide à un morceau d'épiploon pour une catégorie de hernies.

Il existe des divergences sur le point où l'on doit fixer ce tampon.

Pour Barker, O'Hara et Bennett, c'est en dehors de l'anneau profond, au-dessus de celui-ci, de manière à ce que cet anneau soit recouvert par une surface péritonéale lisse.

C'est aussi la pratique de Baxter, mais il subordonne la masse à l'étendue du sac et opère plutôt un épaississement du péritoine au-dessus de l'anneau.

Par sa manière de procéder, dit-il, il arrive à obtenir au niveau de ce dernier une surface péritonéale lisse, sans qu'il soit besoin d'opérer des tractions sur le sac, tractions qui peuvent s'accompagner de déchirures.

Dans cette façon de renforcer le péritoine il y a de grandes analogies avec le troisième mode de traitement du sac proposé par Phelps.

D'un autre côté il est toute une série de procédés où ce tampon est placé transversalement à l'anneau où, d'après Bishop, il va jouer l'office du tampon d'un bandage naturel placé à l'orifice superficiel, alors que les muscles abdominaux seront l'équivalent du ressort d'un bandage.

Avec Kingscote, ce tampon, quoique placé au niveau de l'anneau, offre une surface saillante mais plane et unie.

Avec Macewen, Bishop et Phelps, le tampon prend une forme arrondie et il n'y a de variations que dans les détails de l'application du principe et généralement ils emploient la totalité du sac à cet usage.

Macewen prolonge la dissection du sac au delà de l'anneau afin de lui créer une place et rendre le processus adhésif plus rapide : en même temps il ne fixe le sac que par un point de suture.

Bishop craint que cette dissection au delà de l'anneau ne nuise à la vitalité du sac et n'augmente les chances d'un processus nécrotique, que son mode de fixation ne donne pas à la masse saillante une forme adaptée au rôle qu'elle doit jouer, qu'il ne protège pas également toute l'étendue de l'anneau et ne soit entraîné un peu trop en haut ou de côté. De là sa variante qui a pour lui l'avantage de procurer une masse parfaitement arrondie et de pouvoir remplir son rôle bientôt après, car le processus adhésif est ici très rapide par suite de l'affrontement des surfaces péritonéales.

On objecte que la masse ainsi fournie peut, avec le temps, se résorber et disparaître et, en outre que sa présence au niveau de l'anneau peut devenir préjudiciable si jamais la saillie qu'elle constitue venait à être retournée sous l'action de pressions abdominales.

La manœuvre de Phelps répond à cette dernière objection : il supprime complètement l'anneau au niveau du tampon et fait passer le cordon dans une incision pratiquée de côté.

II. — En ce qui concerne le second point, on a recherché une cicatrice ferme et résistante soit par le mode de suture et de cicatrisation, soit par l'adjonction de matières organiques ou inertes.

On n'a pas craint de sectionner largement les tissus, sinon en étendue du moins en profondeur. C'est l'avis de Lucas-Championnière.

« Il faut, dit-il, que, dans le point où la paroi était béante et traversée par le sac séreux qu'une cicatrice puissante défende la région de toute dépression et de toute faiblesse. Or, c'est là ce que donnera l'accolement exact d'une plaie opératoire cruentée très étendue. Ce deuxième temps aura été préparé par la dissection très étendue de la séreuse, et on peut dire que plus l'opération aura été large plus elle sera susceptible de donner une cicatrice puissante. Cette cicatrice sera ramassée, constituée par des sutures profondes et la compression méthodique de la plaie ».

Cette cicatrice est-elle plus solide quand elle est obtenue par première intention ou par granulation ?

Beaucoup sont d'avis qu'une cicatrice est d'autant plus solide qu'elle a été obtenue le plus rapidement possible par un affrontement interne des tissus sectionnés.

Mc Burney est d'un avis tout contraire : il ne croit pas favorables les conditions pour obtenir l'union, par première intention, des parties séparées et il opine en faveur du traitement de la plaie par la méthode ouverte, afin que la plaie se cicatrise par granulation. Il a été amené à agir de cette façon par cette réflexion que c'est là la méthode naturelle d'occlusion de l'ouverture ombilicale chez l'enfant, dont les résultats sont satisfaisants, et qu'il ne peut se produire une réunion solide par première intention dans une région où les tissus sont soumis à des tensions continuelles.

Il faut remarquer que sa méthode est loin d'être analogue à celle de Théophile Anger : il ne recherche pas la suppuration, mais maintient, au contraire, sa plaie à l'abri de l'infection. En même temps, par son mode de sutures, il régularise le processus cicatriciel et empêche qu'il ne se produise des cicatrices difformes.

Mais cette manière d'agir a soulevé de nombreuses objections : ainsi pour Bull, quand il y aurait récidive, l'état serait pire qu'avant. Pour Stimson, le point faible de cette méthode serait de prédisposer à la survenance de récidives, au niveau de l'angle supérieur de la cicatrice mais toutefois il croit que physiquement la cicatrice est tenace et n'est pas matériellement ni plus large, ni plus longue que celle par première intention.

L'une des objections les plus sérieuses qu'on lui ait opposées est la suivante :

C'est qu'en voulant amener une consolidation efficace entre les couches fibreuses les plus profondes et les tissus superficiels, elle constituait une masse située entre les tissus hétérologues (enveloppes fibreuses et muscles) et que cette masse cicatricielle ne pouvait contracter des connexions solides avec les tissus voisins.

C'est sous l'influence de ces préoccupations que beaucoup de chirurgiens ont conseillé les sutures en étages, où chaque plan etait uni séparément au plan similaire. Cette manière d'opérer avait encore l'avantage pour eux de ne laisser entre les plans aucun espace vide où les liquides pussent s'accumuler et d'éviter ainsi le drainage.

C'est aussi un peu pour cela que Lucas-Championnière repère sa paroi avant de l'inciser, que Baxter fait amener au ras de la lèvre de l'incision chaque plan de la paroi avant de passer ses fils de suture. De cette façon, quand ils satureront la paroi, ils auront assuré le parfait affrontement de chaque partie constituante de celle-ci.

On a cherché encore à obvier aux inconvénients résultant de la section des plans fibro-musculaires de la région que l'on était obligé par suite de réunir par un tissu cicatriciel. Kelly a proposé de suturer les plans isolément et de faire recouvrir les lignes cicatricielles par le tissu sus-jacent intact. Phelps agit également de même. Kingscote fait une incision élevée sur la peau de façon que celle-ci une fois suturée, la ligne d'incision ne soit pas au niveau de la ligne des sutures profondes.

C'est dans le but d'éviter cette section des parois abdominales au niveau du canal inguinal autant que pour faciliter les manœuvres de réduction que Tait a proposé sa méthode par section abdominale. Les avantages qu'il expose n'ont jusqu'à présent qu'une valeur théorique, car, s'il a eu, d'après lui, de bons résultats chez la femme, il ne l'a pas encore essayé chez l'homme. Cette méthode présente de grandes analogies avec celle de Wood, qui lui aussi se préoccupait d'oblitérer le canal inguinal et si elle en diffère, c'est par son mode d'application qui nécessite l'ouverture de la cavité péritonéale et permet ainsi de s'appliquer à tous les cas de hernie : au lieu d'être une méthode sous-cutanée, ce serait une méthode par voie interne.

On ne s'est pas contenté de constituer une cicatrice avec les seuls tissus sectionnés et de ne demander à la suture de les maintenir unis jusqu'à ce que le processus cicatriciel ait pu s'effectuer, les uns s'adressant au fil de catgut assez fort pour résister un certain temps à l'absorption, les autres au fil de soie aseptique laissé en place, ou au fil d'argent qu'on enlevait ultérieurement. On a cherché en outre à renforcer les parois et particulièrement dans le cas de hernies anciennes, volumineuses, avec de véritables éventrations.

D'abord avec des tissus organiques empruntés à l'opéré. On s'est servi principalement du sac que l'on interpose, soit entre les piliers de l'anneau profond, soit entre les parois du canal inguinal, ou que l'on entrelace comme Bryant, avec les piliers de l'anneau superficiel. Kocher s'en sert pour renforcer la paroi antérieure du canal inguinal.

Schwartz s'est servi d'une portion du muscle droit, pour venir fermer la baie herniaire.

Ensuite avec des tissus empruntés à des animaux : plaques d'os décalcifiés de Trendelenburg et Thiriar.

Enfin a des matières inertes comme anses de fil d'argent de Phelps.

C'est dans cette même catégorie que rentrent aussi tous les procédés qui laissent en place les fils d'argent employés pour la suture, tant pour maintenir les tissus rapprochés que pour fournir un point d'appui à la paroi.

Mais toutes ces sutures nécessitent des mesures anti-septiques rigoureuses pour qu'elles ne soient pas l'origine d'abcès profonds et, encore dans ces cas, on note des cas de fistule due à la simple irritation provoquée par leur présence dans les tissus. Pour celles qui rapprochent des tissus tendus comme dans le cas des piliers de l'anneau superficiel, il est à craindre que cette tension ne soit suivie de la section des tissus par les fils laissés en place, et ceux-ci redevenus libres, s'éliminent souvent par un trajet fistuleux.

III. Phase post-opératoire

Elle comprend deux questions importantes :

Durée du traitement à imposer à l'opéré;

Conduite à tenir vis-à-vis de la cicatrice : doit-on lui donner l'assistance d'un bandage.

A. — Tous les chirurgiens n'attachent pas la même importance au traitement post-opératoire.

Un certain nombre renvoient leurs malades aussitôt que la plaie est cicatrisée et que le tissu cicatriciel leur paraît assez solide, ce qui dans les cas où la plaie guérit par première intention ne nécessite guère plus de dix jours de traitement. On leur recommande de ne pas se livrer tout d'abord à des exercices violents et de ne faire aucun effort exagéré. Toutefois, il faut considérer que dans ces cas on conseille le plus souvent le port d'un bandage.

Mais ceux qui recherchent la suppression du bandage, et c'est là le but *des opérations de complaisance*, sont plus difficiles à cet égard. Pour eux, une cause de récidive est due à une insuffisante application du décubitus. On comprend en effet qu'un tissu fraîchement formé, constitué par des éléments jeunes encore, soit fâcheusement influencé par les secousses qui lui seront imprimées si on permet au malade sa vie ordinaire, surtout dans une région prédisposée comme la région inguinale.

Aussi, Macewen, dans le but de permettre aux parties de se fortifier faisait-il garder le lit à ses malades six semaines au moins et davantage si possible. Lockwood conseille la conduite suivante :

Trois semaines au lit, trois semaines sur un lit de repos.

Et les six semaines suivantes, travail modéré.

Ce n'est qu'au bout de trois mois qu'il permet au malade d'agir à sa guise.

Dans le cas où il y aurait eu section de l'aponévrose du grand oblique, il prolonge la période du repos d'au moins une semaine.

Lucas-Championnière est moins exigeant. A son avis,

on peut considérer qu'au bout d'un mois le sujet rentre dans la vie commune. Il conseille toutefois de surveiller minutieusement l'état de la cicatrice, d'être aux petits soins avec elle dans les premiers mois.

Quoi qu'il en soit, le maintion du malade au lit est difficile à obtenir, surtout dans les cas de plaies guéries par première intention. Si l'on doit reconnaître une vertu bienfaisante à une longue période de repos au lit, peut-être la méthode de Mc Burney exerce-t-elle une action dans ce sens, vu qu'elle exige plus de vingt jours avant d'avoir une plaie complètement cicatrisée et qu'elle impose par suite un repos plus prolongé. C'est l'idée qu'exprimait Puzey, dans une discussion à *Liverpool medical Institution*, 1884 : « Il trouve trop, dit-il, les cas qui ont guéri le plus lentement être les plus permanents et cela n'encourage pas par suite la méthode par première intention. »

B. — En ce qui concerne les opérations de complaisance, où l'opération est faite dans des cas où un bandage est aisément supporté, il va de soi que pour que l'opération soit utile elle doit supprimer le port du bandage.

Mais pour les opérations plus ou moins motivées, où le bandage offre une application difficultueuse et *a fortiori* pour une hernie étranglée, il y a deux écoles en présence au sujet du traitement consécutif.

Les uns ne croient pas possible la suppression du bandage et aussi ne conseillent-ils l'opération que dans des cas motivés.

Nous allons donner à ce sujet l'opinion exprimée par Segond au Congrès de chirurgie 1888, et on verra que ses idées sont quelque peu différentes de celles émises dans sa thèse d'agrégation.

Sur 14 opérés de hernies non étranglées mais compliquées dont 9 inguinales chez des hommes, aucun n'a succombé. Je puis donc, dit-il, m'associer à plusieurs de mes collègues et dire que l'opération est *peu grave*. Comme résultat thérapeutique immédiat, ce résultat s'est toujours montré parfait. Quant aux résultats fournis par l'observation prolongée des opérés, ses opérations les plus anciennes ne datent que de quatre ans et c'est un bien court délai, dit-il, pour juger le résultat définitif d'une opération de hernie.

Il n'a pu suivre en outre tous ses opérés. Sur ceux qu'il a vus, deux cas de hernie inguinale ont été guéris radicalement, l'un opéré en 1889 sans port consécutif d'un bandage, l'autre en 1886, ayant porté un bandage léger. Pour les autres il leur a conseillé de porter un bandage : ceux qui ont suivi ses prescriptions et qui ont été revus dans un intervalle de deux mois à dix huit mois, il n'y a pas eu de menace de récidive. Dans le cas contraire il y a eu réapparition de la hernie. D'où pour lui la conséquence que le bandage est un agent indispensable du maintien de la guérison. Aussi tout en reconnaissant l'excellence possible du résultat définitif d'une opération de cure radicale, et encore est-ce un acquiescement tout platonique, il ne trouve pas que la cure radicale soit applicable à tous les cas. Il ne conseille l'opération que dans ces cas qui rentrent dans la formule de Trélat et si l'on veut assurer aux opérés les bénéfices réels de l'opération qu'ils ont subie, il faut prescrire le bandage. Il est à peine besoin, dit-il, d'ajouter que ce bandage post-opératoire ne doit avoir d'autre office que le soutien de la région opérée, il n'a donc rien de commun avec les appareils qui torturent, on peut le dire, l'existence des hernieux non opérés, et c'est là l'utilité de l'opération.

D'autres chirurgiens considèrent le port du bandage comme inutile et surtout préjudiciable. Ainsi Thornley Stoker (*Br. med. journ.*, 1887) croit tout bandage pernicieux, parce qu'il produit l'absorption progressive de la lymphe plastique et en outre, la pression du tampon peut séparer les parties nouvellement unies.

En ce qui concerne cette résorption des produits plastiques exsudés pour la cicatrisation, Bennett admet bien que la pression d'un bandage puisse en amener la résorption mais seulement dans les premiers temps. Aussi est-il d'avis de ne pas faire porter trop tôt un bandage et conseille-t-il de ne l'appliquer que six mois environ après l'opération.

Pour Mc Burney toute cicatrice placée entre deux forces compressives:

Bandage en dehors et distension abdominale en dedans, doit nécessairement devenir mince et faible.

Bull ne peut comprendre qu'un bandage puisse porter atteinte à la région, s'il n'y a pas de saillie et pense que la plupart des méfaits que l'on a mis sur son compte peuvent aussi bien être dus à l'opération, surtout dans la méthode de Mc Burney, laquelle donnerait une cicatrice de moindre élasticité que le tissu normal et sujette aux excoriations par le port d'un bandage.

Lucas-Championnière, tout en étant d'avis qu'après une opération de cure radicale faite dans de bonnes conditions le bandage portant sur la région cicatricielle est plutôt dangereux qu'utile, conseille cependant, dans le cas où l'opération a été laborieuse, le port d'un bandage spécial (bandage Rainal). C'est une ceinture sans ressorts qui porte une pelote destinée à appuyer sur la paroi du ventre, au-dessus de la cicatrice. Il a remarqué, dit-il, qu'en appuyant sur le ventre le poing, au-dessus de la cicatrice des opérés de cure radicale, on faisait manifestement porter au poing tout l'effort de l'impulsion intestinale. Dans le cas où les conditions d'opération ont été mauvaises, il n'hésite pas à faire porter à l'opéré un bon bandage qui permette de conserver les résultats acquis par l'opération.

Bien des chirurgiens sont favorables à cette pratique de soutenir la région en dehors de la cicatrice au moins pendant quelques mois. Ainsi de Garmo[1] de New York, dans un mémoire, conseille pour les cas où les conditions locales de l'opération font douter de la solidité de la région d'appliquer un tampon de manière à comprimer le canal au-dessus du siége de la plaie.

Certains même, tout en déconseillant le bandage, sont d'avis, lorsque l'opéré se livre à un travail forcé, qu'il est prudent de se munir dans ces cas d'un bandage.

En tout cas, on ne peut à ce sujet établir des règles absolues et il est certain que dans les premiers mois après l'opération on ne saurait trop user de mesures de précaution, surtout dans le cas de hernies anciennes et volumineuses.

Quoi qu'il en soit, cette question du port de bandage offre une réelle importance, alors qu'il s'agit d'apprécier les résultats éloignés d'une méthode opératoire, et de se

[1] *Read before Medical Society of the state of New York*, surgical section, fév. 1889.

prononcer sur ses avantages par l'étude de ses résultats. On ne peut comparer d'une façon équivalente les résultats définitifs obtenus d'un côté avec le port d'un bandage, et d'un autre côté sans le port d'un bandage. Aussi n'est-ce pas une des moindres difficultés que l'on rencontre, alors que l'on veut faire une étude comparative de la valeur de chaque procédé.

Résultats éloignés.

Nous venons d'indiquer par quelles considérations ont été guidés les chirurgiens dans l'exécution d'une opération de cure radicale. Nous avons vu combien nombreux et divers sont les principes invoqués et les objectifs recherchés, nous avons pu nous rendre compte des raisons parfois contradictoires qui ont poussé les chirurgiens à innover des manœuvres opératoires.

Cette étude, trop souvent purement théorique, aurait eu une tout autre valeur si nous avions pu l'étayer d'une discussion sur les résultats pratiques. Mais nous avons déjà fait connaître que, dans les statistiques publiées jusqu'à ce jour, il n'y a pas d'éléments suffisants pour permettre d'arriver à ce sujet à des conclusions nettes et précises.

Néanmoins, cela ne nous empêchera pas de signaler quelques-unes de ces statistiques. Tout en venant corroborer notre appréciation émise sur leur compte, cela nous donnera l'occasion de montrer que les opérations vont se multipliant, et qu'entre les mains de certains chirurgiens, avec des méthodes différentes, elles ont donné des résultats même éloignés assez satisfaisants.

Négligeant toutes les statistiques générales comprenant des opérations de cure radicale pour hernies de toutes variétés et par des chirurgiens divers, nous nous restreindrons à celles qui sont fournies par la pratique journalière d'un chirurgien.

Nous ferons parmi elles deux catégories :

1° Celles qui se rapportent aux cas opérés par une méthode unique. Ce seront le plus souvent celles des promoteurs des procédés, qui, à ce propos rappellent aussi leurs premières opérations qu'ils ont pu faire d'après des procédés abandonnés pour celui qu'ils présentent ;

2° Celles qui se rapportent à des cas opérés par un même chirurgien, mais d'après des méthodes variables suivant les cas ou d'après une méthode qui est une combinaison de manœuvres opératoires empruntées à des procédés différents.

I. — Stokes *(Académie de médecine d'Irlande,* 1884) rapporte quatre cas de son procédé dont une récidive trois mois après.

Von Donhoff *(New-York county medical Association,* 1890) parle de 34 cas opérés par une méthode analogue à celle de Stokes, sauf l'absence d'un double système de sutures : sac et piliers étaient compris dans le même fil de suture. Tous les cas qu'il a été capable de suivre ont été bientôt suivis de l'apparition d'une récidive, même avec un état pire qu'avant. Dans 11 cas qu'il a pu observer plus longtemps que les autres, il a remarqué que la durée moyenne de guérison apparente a été moindre de trois mois. A une autopsie qu'il eut l'occasion de faire sur l'un de ces cas quinze mois après l'opération, il trouva l'opération fautive en ce sens qu'elle ne détache pas le sac sectionné des parois du canal et ne le clot pas séparément avec des sutures pour le réduire ensuite dans la cavité abdominale.

Pour la statistique de Banks, nous renvoyons aux tableaux que nous publions dans ce travail.

Walsham *(Brit. med. Association*, 1887) rapporte 20 cas. Il préfère la méthode de Banks. Pour les résultats, il a eu pendant les six dernières années un seul cas non guéri. Il ne recommande pas le bandage.

Félizet *(Cure radicale des hernies particulièrement chez l'enfant*, Paris, 1891) parle de 20 cas opérés sans un cas de mort, en a revu 16 dans un intervalle s'étendant de quatorze mois à trois ans. Sur ce nombre il a eu :

2 réapparitions complètes dans le scrotum ;
2 réapparitions de hernie ne dépassant pas l'aine ;
4 pointes de hernie ;
8 guérisons définitives.

D'où comme proportion de succès 50 pour 100.

Kendal Franks *(Brit. med. journ.*, 1887*)* parle de 24 opérations pour hernies, la plupart inguinales.

Pour hernies petites et récentes, il réduit le sac ; pour hernies compliquées, il l'excise. Deux fois il a tordu le sac. L'âge des opérés varie entre 15 mois et 64 ans : en majorité, ce sont des adultes. Il connaît 4 récidives :

1 complète, 3 avec bubonocèle.

Il cite le cas d'un étudiant en médecine opéré en 1882, à 17 ans, par méthode de non-excision du sac, lequel après avoir quitté tout bandage au bout de 16 mois, a fait depuis de longues courses en bicyclette. C'était une hernie directe.

Le même chirurgien (*Harveian Society*, janv. 1889) dit que, sur 40 cas opérés par lui, il n'a vu encore que 4 récidives.

Richelot (Congrès de chirurgie, 1892) parle de 138 cas de cure radicale pour hernies avec 2 morts. Méthode employée pour la hernie inguinale est l'excision le plus haut possible du sac sans inciser l'aponévrose du grand oblique (sauf difficultés de dissection du collet du sac) suivie de la suture des parois du canal.

Il divise ses cas en trois séries :

1re série allant jusqu'en juin 1888 (période de début).
20 cas, 6 revus, 1 récidive.

2e série s'étendant de juin 1888 à juin 1891.
82 cas, 44 revus dont 34 cures définitives (sauf 2 pas de bandage). — 8 récidives atténuées, 2 échecs.

3e série de juin 1891 à 1892, compte 36 cas, quelques-uns datant de plus de 6 mois.

En tout, sur 138 cas, il en a revu 62 après 6 mois avec 11 récidives.

Lucas Championnière (*Cure radicale des hernies*, Paris 1892), sur 275 hernies non étranglées opérées pour cure radicale, compte 238 inguinales avec 2 morts.

Hommes, 219.

160 inguinales acquises dont 2 avec cystocèle.
44 — congénitales.
13 avec ectopie testiculaire (6 avec fixation, 5 avec castration).
2 avec cryptorchidie.

Femmes, 19.

A remarquer que la plupart des cas opérés présentent des complications (irréd. douleurs, etc.)

Sur les 238 cas. 95 revus :

2 après 9 ans, ont porté bandage.
1 — 6 ans, bandage Rainal.
2 — 5 ans, 1 avec bandage Rainal.
3 — 4 ans.
5 — 3 ans, 2 récidives, 1 mort 3 ans après sans récidive. Autopsie par Delbet. Bon résultat anatomique.
12 — 2 ans, 1 récidive.
14 — 1 an, 4 récidives.
31 — 6 mois, 4 récidives.
24 — 6 — 2 —

En tout 13 récidives : d'où proportion d'environ 85 0/0.

Depuis, Lucas-Championnière a donné relation de cas nouveaux sans aucune mort et avec bon résultat immédiat.

Au Congrès de Rome 1894, il relate 136 cas nouveaux sur lesquels 112 hernies inguinales dont 10 chez la femme.

Silcock (*Harveian Society*, juin 1893) parle de 20 cas de hernies inguinales sur des individus d'un âge variant entre 1 an et 25 à 30 ans, pendant la période 1889-91. Sur ce nombre il ne connaît qu'une récidive. Il suit la pratique de Lucas-Championnière.

Julliard (thèse de Basqueiraz, Genève, 1890) a eu les résultats suivants :

Sur 25 hernies inguinales non étranglées mais compliquées dont une chez la femme :

Une mort par septicémie dans un cas de hernie incoercible.

9 récidives.

Une partie des opérés ont porté bandage. Procédé employé est celui de Lucas-Championnière.

Bassini (*Arch. für klinische Chirurgie*, Berlin, 1890) rapporte 262 opérations de cures radicales pour hernies inguinales dont :

251 non étranglées, 11 étranglées.

Les 251 ont été opérées sur 216 personnes dont 206 hommes, 10 femmes. Il y eut une mort par pneumonie.

L'âge des opérés varie entre 13 mois et 63 ans.

Par rapport au volume de la hernie il y avait :

44 petites, 118 moyennes, 89 grosses.

Par rapport à l'origine :

136 acquises, 55 congénitales.

Par rapport aux complications :

29 irréductibles.

201 incoercibles.

21 coercibles.

Par rapport au point de production :

232 indirectes, 19 directes.

Sur le total, 17 avec ectopie dont 1 cas avec ectopie abdominale.

Comme résultats éloignés :

Cures constatées entre	4 ans 1/2 et 1 an.	108
—	1 an et 6 mois. .	33
—	6 mois et 1 mois.	98

7 récidives constatées sur 5 personnes dont 4 adultes (2 avec hernies doubles), et un enfant de 20 mois avec hernie congénitale vol. incoerc.

4 non suivis.

A la Société de médecine de Bordeaux (1894), Villar, en parlant du procédé de Bassini, dit que, depuis, Bassini a augmenté le nombre de ses opérations, qu'elles sont au moins au nombre de 5 à 600 et en grande majorité avec bons résultats. Pour lui, ce procédé est le procédé idéal.

Escher (*Archiv. für klin. Chir.*, Berlin, 1892), tout en employant le procédé de Bassini, reconnaît qu'il présente un temps difficile dans la manœuvre de libération du cordon, surtout dans le cas de hernie congénitale. Dans certains cas de complications, surtout dans les hernies étranglées, il pratique l'opération en deux temps séparés par un intervalle de quelques jours.

1er temps pour suture de paroi postérieure.

2e temps pour suture de paroi antérieure.

Il a opéré suivant ce procédé 53 hernies inguinales chez 45 individus dont :

9 étranglées, 9 irréductibles, 35 réductibles (une adhérente).

Parmi elles :

36 petites ou moyennes à orifice étroit.

17 grosses à orifice admettant au moins 2 doigts.

Les 9 irréductibles ont donné 1 mort chez un homme de 40 ans alité pour bronchite. Les 9 étranglées ont donné aussi 1 cas de mort par pneumonie chez un vieillard catarrheux de 73 ans.

Il a revu 24 individus, dont 1 femme, opérés pour 31 hernies dont 28 succès et 3 récidives.

Les non-récidives ont été constatées :

3 après 2 ans ;

12 après 1 an ;
9 après 6 mois ;
4 avant 6 mois.

Les récidives ont été constatées l'une après 4 mois, l'autre après 9 mois (hernie double), chez des hommes âgés de plus de 50 ans à parois abdominales faibles.

Escher et Massopust (*Zur Kenntnis der Bassini'schen Operation von Leistenhernien und ihrer Resultate*, Triest, 1894) parlent de 199 cas de hernies inguinales opérées depuis 1888, suivant le procédé de Bassini, dont 40 étranglées. Mortalité a été de 3 pour 100.

Ils n'ont pu avoir de renseignements précis que sur 55 opérations, et parmi celles-ci ils ont constaté 10 à 12 récidives, soit à peu près la proportion de 20 pour 100. Dans 30 cas 3 ans se sont écoulés depuis l'opération.

Colzi, à la Société italienne de chirurgie (1890), parle de 25 cas de cure radicale de hernie inguinale, d'après le procédé Bassini, à résultats éloignés excellents, dit-il.

O. Marcy (*New-York medical journal*, 1893) relate 115 cas de cure radicale de hernie inguinale, dont 78 revus avec 4 récidives, mais pas de renseignements sur l'intervalle entre l'opération et l'inspection. La méthode employée a été l'excision du sac après suture du collet suivie de fermeture de l'anneau profond et restauration de la disposition oblique du canal.

Postempski (Congrès international de Berlin, 1890) relate 67 opérations de cure radicale de hernies, quelques-unes datant de quatre ans, avec résultats suivants :

58 guérisons définitives, 5 récidives.

4 morts dont :

2 dans hernies étranglées avec gangrène de l'intestin;

2 de dégénérescence du cœur.

Halstead (*John Hopkins Hospital reports*, mars 1893) donne le compte rendu de 82 cures radicales de hernies opérées par lui ou son assistant sans aucune mort.

Parmi ces 82 opérations :

64 furent faites chez les hommes dont 63 pour hernies inguinales.

18 furent faites chez les femmes dont 13 pour hernies inguinales.

Sur les 63 hernies inguinales chez l'homme 5 furent traitées par méthode de Mc Burney avec 2 récidives, 2 cas non revus 1 tout à fait bien 20 mois après chez un enfant de 2 ans et demi.

Les 58 autres furent traitées par sa méthode et dans tous les cas où la plaie guérit par première intention il n'y eut pas de récidive. Dans le cas où la plaie a suppuré il a constaté 6 récidives.

Mc Burney (*New-York Academy of Medecine*, février 1889), sur 36 opérations de hernies de toute sorte, où il a employé sa méthode, a eu un cas de mort à la suite de délire alcoolique, une récidive due à une faute opératoire, 2 perdus de vue, 3 en observation à l'hôpital et pour le reste, il a toute raison de croire qu'il y a une guérison persistante.

Ball (*Br. med. journ.*, 1887) parle de 22 cas de cure radicale de hernie par son procédé sans aucune mort et 4 fois avec abcès scrotal. Il y a moins de quatre ans qu'il a fait usage de son procédé. Sur ces 22 cas, 3 portent bandage à cause de la tendance à la récidive, 1 n'a pas été suivi et le reste va bien.

Kocher (Zur Radicalcur der Hernien, *Corresp. blatt Schw. Aert.*, 1892), avant de pratiquer sa méthode, a opéré par méthodes diverses.

Une première série (Mayor) compte 42 cas de cure radicale de hernies pour la période 1875-1886. Il est noté 7 récidives ; Mayor, qui a fait de cette série l'objet d'une étude, a constaté que dans cinq de celles-ci l'anneau n'était pas assez bien suturé.

Une seconde série (Leuw), dans laquelle Kocher a surveillé l'application des sutures, s'étend de 1886 au milieu de 1891. Elle comporte 119 cures radicales de hernies, 34 revues, sans distinction de méthodes, 20 récidives parmi lesquelles 8 chez des cas opérés dans son service, mais non par lui.

Dans 5 autres cas récidivés les anneaux n'avaient pas été suturés. Par suite, en éliminant ces 13 cas, il arrive à un total de 81 cas avec 7 récidives.

Une troisième série s'étendant de 1891 à 1892 comprend les cas où il a opéré d'après sa méthode. Il y aurait 76 cas avec 2 récidives.

Barker (*Brit. med. journ.*, 1887) parle de 35 opérations de cure radicale sur 29 individus.

Comme inguinales il y a :

12 congénitales, 15 acquises.

Parmi les opérés 9 au-dessus de 20 ans, 20 au-dessous de 10 ans.

Sauf une fois où il a employé la méthode Macewen, ils ont tous été opérés par son procédé.

Sauf 2 cas, où il a employé le catgut et qui ont récidivé

il a appliqué à tous son mode d'occlusion de l'ouverture abdominale par fil de soie.

Pour les 33 cas restants il a constaté jusqu'ici seulement 2 récidives, dont l'une chez un garçon où il avait conscience de n'avoir pas bien fermé l'ouverture abdominale et l'autre dans une hernie ombilicale.

Ne conseille pas le bandage. Parmi ceux qu'il a revus et qui se trouvent sans signe de récidive il y en a :

3 après 20 mois.

7 entre 12 et 15 mois.

4 entre 6 et 12 mois.

Dans un cas, toux coqueluchoïde amène hernie du côté opposé, libre de toute hernie avant l'opération.

Barker (*Royal med. and surg. Society*, 1890) donne relation de 50 cas de cure radicale pour hernie non étranglée, pas une mort. Deux fois suppuration. Aucun autre renseignement dans le compte rendu de *the Lancet*.

O'Hara (*Br. med. journ.*, 1892) rapporte 59 cas de cure radicale de hernies inguinales non étranglées traitées par procédé Barker modifié par lui et cela pendant la période 1888-août 1892. Sur le nombre 32 hernies simples dont 3 avec ectopie. Age des opérés variable. Bons résultats opératoires sauf quelques complications dans guérison de la plaie. Peu de renseignements sur résultats éloignés.

Sans donner de statistique Kingscote (*Br. med. jour.*, 1890) donne à l'appui de sa méthode les deux exemples suivants :

1 homme opéré il y a 2 ans a pu faire l'ascension du Matterhorn.

1 femme opérée il y à 3 ans, n'a pas eu de récidive.

Dans l'un et l'autre cas pas de bandage.

En ce qui concerne Macewen, nous renvoyons au tableau de ses opérations établi en 1887, et qui est annexé à notre travail. Depuis, il a fait de nouvelles opérations.

Lauenstein (Congrès de chirurgie allemande de 1890) rapporte que Macewen a opéré 80 hernies inguinales dont 16 étranglées avec une mort chez un enfant à la suite de scarlatine et un seul insuccès.

Lauenstein pour son compte a fait 14 opérations d'après ce procédé.

Gerster (*New-York medical Society*, 1889) en présentant un malade opéré d'après la méthode Macewen, dit qu'il a employé celle-ci 10 fois en l'espace de 10 mois.

Pour lui il ne la trouve pas aussi simple qu'on la représente; sur les 10 cas il y eut 2 fois suppuration.

Keen (*Philadelphia County medical Society*, 1889) rapporte un cas opéré par méthode Macewen, chez un homme de 32 ans, où, bien que l'opération fût faite classiquement, elle fut suivie d'un prompt retour de la hernie.

Wœlfler (*Zur radikal Operation der freien Leistenbruches*) rapporte 58 opérations de cure radicale de hernies chez 51 hommes et 3 femmes d'âge variable.

Sur ce nombre, 8 irréductibles, 50 irréductibles (l'opération a été faite pour supprimer le bandage).

6 opérations par procédé Czerny. — 1 mort.
— — Macewen.
51 — par son procédé, dont 7 présentèrent de la suppuration (5 avec nécrose).

Il a revu seulement 19 opérés et a constaté une petite récidive chez l'un d'eux qui, pendant trois ans, a porté un bandage bien serré. Pour les autres 18, 13 tout à fait bien un an après.

II. — Dans cette seconde catégorie seront relatées les statistiques portant sur des opérations de cure radicale, faites d'après des procédés divers et avec l'application de manœuvres basées sur des principes empruntés à des méthodes différentes.

Rushton Parker (*Brit. med. Journal*, 1893), sur une statistique de 280 opérations environ pour cure radicale de hernies, en compte 190 pour hernies non étranglées, dont 137 inguinales sur 107 individus avec 5 morts.

Dans ces 137 inguinales, 21 étaient chez des enfants de moins de 12 ans : il y eu une mort. Il ne peut donner une estimation numérique valable de la proportion des récidives; il émet toutefois que très petit est le nombre de celles qu'il connaît. Il a employé des méthodes diverses : il accorde de l'importance à la suture des piliers. Dans ces derniers temps, il a employé 13 fois la méthode Macewen sans aucune récidive.

Bull (*American surgical Association*, 1890) rapporte 134 cas d'opérations pour cure radicale de hernies, dont :

77 réductibles — 42 irréductibles — 15 étranglées.

Il les a faites pendant les 7 dernières années. Il eut 3 morts, une dans hernie étranglée, les deux autres dans hernie volumineuse ou irréductible. Il divise ses cas en 4 séries :

1re série (sac isolé, lié et extirpé, si petit — drainé si volumineux, ou contenant testicule) :

40 cas, dont 14 dépassent 50 ans, 19 cas revus.
1 cas 4 à 5 ans après, sans récidive.
2 cas 3 à 4 ans après, 1 récidive.
9 cas 1 à 2 ans après, 1 récidive.
7 cas moins d'un an après, 6 récidives.

2e série (sac traité comme ci-dessus, suture des piliers de l'anneau superficiel) :

39 cas dont 5 dépassent 50 ans, 20 cas revus.
1 cas 3 à 4 ans après, 1 récidive.
4 cas 2 à 3 ans après, 1 récidive.
10 cas 1 à 2 ans après, 4 récidives.
5 cas moins d'un an après, 4 récidives.

3e série (sac traité comme ci-dessus, paroi antérieure du canal incisée, si cela est nécessaire pour atteindre collet du sac, canal suturé par 2 assises de sutures).

39 cas. — Toutes les opérations ont été faites dans l'espace d'un an. Sur 20 cas suivis, 11 récidives.

4e série, chez des enfants de 4 à 14 ans. Sac traité par méthodes diverses, suivant les circonstances. Opérations récentes. — Sur 16 enfants opérés, 5 récidives.

En ce qui concerne le port du bandage parmi les cas de récidives, 6 ont porté bandage, 3 non ; parmi les cas non récidivés, 18 ont porté bandage, 11 non. Il conseille un léger bandage de soutien.

Abbe (*New-York Academy of medecine*, 1889) dit qu'il a opéré pour cure radicale de hernies 117 fois par procédés divers, dont 52 fois par celui de Macewen, 17 fois par celui de Mc Burney. A propos de ce dernier, il dit que c'est une des meilleures méthodes d'opération, que par contraste avec celle de Macewen elle est simple et n'exige pas d'habileté spéciale.

Le même chirurgien (*New-York medical Society*, mars 1891) parle de 150 cas et dit qu'il a été contraint de préférer la méthode de Macewen comme donnant les meilleurs résultats. A l'appui, il cite comme type de plusieurs cas le suivant : un adulte, après avoir été opéré par méthode de Macewen, il y a 4 ans, a pu faire jusqu'à présent le travail forcé de policeman : la solidité de la cicatrice s'est bien maintenue.

A la même Société, le Dr Armstrong dit que pendant son service à l'hôpital de la marine, il a expérimenté des méthodes diverses, mais comme les hommes opérés naviguaient, il lui a été difficile de suivre les cas. Mais quant à lui, il croit que la méthode de Mc Burney ne rencontre pas de meilleurs succès que celles précédemment employées.

Kelly *(New-York Academy of medecine*, janv. 1890), relate 28 cas de hernies opérées pour cure radicale dans l'espace de 10 mois. Age des opérés varie entre 5 et 70 ans. Pas de mort, 2 fois suppuration.

Méthodes diverses : parmi elles, méthode Mc Burney modifiée en ce sens qu'il pratique un nouveau canal pour le cordon. Résultats observés de 3 à 9 mois. Après l'opération, sauf 2 cas (1 par méthode Wood — 1 par méthode Mc Burney modifiée) — les résultats mécaniques ont été très satisfaisants.

Zancarol d'Alexandrie *(Congrès de chirurgie*, 1893) parle de 30 cas de cure radicale de hernies avec une seule récidive insignifiante, le premier opéré datant de 7 ans le dernier de 4 mois.

10 par procédé Lucas-Championnière, parmi eux le cas récidive.

8 par le procédé d'un chirurgien anglais (Kingscote).

12 par procédé Bassini.

Lockwood, dans un mémoire paru dans *the Lancet*, nov. 1893, parle de cas de hernies inguinales non étranglées traitées par la cure radicale. L'âge des opérés oscille ordinairement entre 18 ans et 8 mois. Il n'a opéré que deux hernies acquises. Le plus souvent l'opération, a, d'après ses propres expressions, été faite plutôt comme opération de nécessité que d'utilité *(of necessity and not of expediency)*.

Il a employé deux façons d'opérer :

1° Une méthode qu'il qualifie de méthode ordinaire pour hernies peu volumineuses, où il n'incise pas l'aponévrose du grand oblique et emploie la fixation du moignon du sac par le procédé de Barker.

Il a opéré de cette façon 17 fois chez l'homme, 3 fois il y eut suppuration (2 cas avec élimination de sutures profondes avec fil de soie).

2° méthode où il incise la paroi antérieure du canal inguinal. Toujours procédé Barker pour fixation du moignon du sac ; fermeture de la plaie par méthode Bassini.

Il l'emploie dans le cas de hernies volumineuses et anciennes. 9 fois il a pratiqué le procédé de Bassini pour le traitement du canal, 3 cas avec suppuration (un avec élimination de sutures profondes).

Dans 5 cas il rencontra une mauvaise position du testicule. Chez les femmes, il a opéré 7 fois pour des hernies toutes congénitales, un cas a suppuré.

En ce qui concerne les résultats éloignés de ses opérations, il a eu, dit-il, la plus grande difficulté à suivre ses opérés, toutefois il croit que l'opération de cure radicale peut être efficace dans des cas convenables et cite quelques exemples à l'appui.

A *Harveian Society* (1893), le même auteur dit que l'opération de la cure radicale ne doit pas être entreprise à la légère et rappelle que, sur plus de 40 opérations, il a eu une mort sous l'éther (c'était un cas de hernie crurale).

Dans la thèse de Blaise (1894), il est rapporté le compte rendu des opérations faites de novembre 1891 à janvier 1894 dans le service de Berger. Pour cette série d'opérations, il a été employé un procédé qui est une combinaison des procédés Barker (fixation du moignon du sac) et Bassini (restauration de l'obliquité normale du canal).

Sur 85 opérations de cure radicale de hernie inguinale dont 9 chez la femme, 76 chez l'homme (10 avec ectopie) il y a eu 1 mort et 84 guérisons. On n'a revu que 5 malades dont 4 avec cure complète, un avec paroi faible.

Pour finir, nous allons donner les résultats obtenus par des chirurgiens dans des cas particuliers de hernies (volumineuses, avec véritable éventration) où ils ont fait usage de manœuvres appropriées à cette variété.

Schwartz (Congrès de chirurgie, 1893) a employé son procédé dans 4 hernies inguinales : le cas plus ancien date de 2 mois et il est impossible encore de se prononcer sur la valeur du résultat définitif.

Thiriar *(Mercredi médical*, 1893) parle de 25 cas de hernies opérées d'après son procédé depuis septembre 1892. La cicatrice est solide et il n'a pas encore eu de récidive, mais le temps écoulé est encore bien court. Les hernies opérées étaient dans de mauvaises conditions.

CONCLUSIONS

I. Comme toute opération pour cure radicale de hernie, une méthode opératoire pour cure radicale de hernie inguinale doit répondre aux deux désidérata suivants :

Bénignité et efficacité.

II. En ce qui concerne la bénignité, elle est demandée à une asepsie rigoureuse, à de minutieuses mesures d'antisepsie et à un choix judicieux des cas à opérer. Bien que les manœuvres opératoires d'une méthode aient leur influence, cette bénignité dépend généralement plutôt de l'opérateur que de la méthode employée. D'ailleurs il faut considérer que, comme toute intervention sanglante, la cure radicale peut à la rigueur entraîner des accidents, et on ne peut espérer d'aucune méthode la bénignité absolue.

III. En ce qui concerne l'efficacité, le problème devient plus complexe, d'autant plus que chez l'homme, dans la hernie inguinale, il faut tenir compte de la présence du cordon, une des causes principales de production de la hernie.

IV. Les nombreuses méthodes opératoires imaginées par les chirurgiens reposent sur des bases théoriques variables, obéissent souvent à cette devise « qui peut le plus peut le moins » et ainsi appliquent à tous les cas indistinctement des manœuvres longues et délicates, qui, utiles dans certains cas, peuvent dans d'autres cas dépasser la mesure et même devenir d'une exécution presque impossible.

V. La hernie inguinale, plus que toute autre, offre des conditions variables :

Les unes se rapportant à la tumeur herniaire elle-même (congénétalité, évolution, durée, complications);

Les autres se rapportant à l'individu porteur de la hernie (sexe, âge, état de santé).

De là de nombreuses variétés, où l'état anatomique de la région est loin d'être identique pour chacune d'elles et qui réclament des manœuvres appropriées. Ce qu'il faut, c'est moins une méthode unique et générale que des méthodes adaptées à chaque cas particulier et aux circonstances.

VI. Quelles sont ces méthodes, quelles manœuvres opératoires choisir? C'est là un point dont on doit surtout demander la solution aux résultats pratiques et, dans le cas présent, à des résultats de plus en plus éloignés. Or, les statistiques d'opération de cure radicale pour hernie inguinale sont loin de nous satisfaire à cet égard. Les proportions de succès qu'elle donne ne peuvent servir de termes de comprraison :

Soit qu'elles ne s'appliquent pas à tous les cas opérés,

Soit qu'elles ne s'étendent pas sur une assez longue durée,

Soit qu'elles s'appliquent à des hernies de nature diverse.

En outre, il est un point qui est laissé plus ou moins dans l'ombre dans un certain nombre de statistiques ; c'est la question du bandage. Or, toute méthode opératoire qui veut réellement assurer une cure radicale, doit dispenser du port du bandage.

Aussi, peut-on dire que le choix d'une méthode convenable est encore une question *sub judice*.

VII. Est-ce à dire qu'aucune méthode ne donne des résultats définitifs efficaces? Non. Entre les mains de nombreux chirurgiens, des méthodes variées ont donné un certain nombre de succès encourageants, dont la proportion va sans cesse en augmentant. Mais l'incertitude règne toujours sur le chiffre réel de ces succès.

En somme, si, comme le disait Spanton au Congrès de Rome (1894), avec de l'attention, des soins, les causes de récidives peuvent disparaître et devenir de moins en moins fréquentes, surtout entre les mains de chirurgiens expérimentés, l'opération de cure radicale, en tant qu'elle constitue à elle seule l'opération, demande au chirurgien qui veut la pratiquer une connaissance approfondie des états variables d'une hernie inguinale et des manœuvres opératoires dont il veut faire usage, une habileté particulière qui ne s'acquiert que par une longue pratique, ce qui nous fait dire avec Lucas-Championnière :

La cure radicale de la hernie inguinale, comme celle de toute hernie, n'est pas de la chirurgie pour tout le monde.

A ce sujet, on peut signaler les réflexions de beaucoup de chirurgiens qui constatent que bien des récidives sont dues à des fautes opératoires commises dans leurs opérations de début.

PIÈCES JUSTIFICATIVES

Tableaux extraits du mémoire de Bull : *Notes on cases of hernia which have relapsed after various operations for radical cure*, paru dans le *New-York med. journ.*, mai 1891.

Tableau A. — Résumé des cas de hernie inguinale après opérations pour cure radicale dans lesquels la nature de l'opération a été certifiée par les registres de l'hôpital ou renseignements privés (les nombres donnés ont été établis pour tous les cas de hernie cités dans le tableau original).

MÉTHODE D'OPÉRATION	NOMBRE DE CAS	NATURE	AGE			TRAITEMENT A L'HOPITAL			RÉCIDIVES			BANDAGES APRÈS L'OPÉRATION		
			Maxim.	Minim.	Moy.	Maxim.	Minim.	Moyenne	La plus tardive	La plus hâtive	Moyenne	Pas de bandage	Avec bandage	Inconnu
Excision du sac . . Suture des piliers de l'anneau superficiel (Czerny).	22 dont	Ing. réd. 10 Ing. irréd. 3 Ing. étr. 6 Double ing. 1	70	6	38 ¼	5 mois	10 jours	7 sem.	3 ans ¼	6 sem.	15 mois	7	12	3
Excision du sac . (Socin).	4 dont	Ing. irréd. 1 Ing. étr. 1	74	25	44	»	»	»	18 mois	5 sem.	34 sem.	2	»	2
« Open method » . . (McBurney).	24 dont	Ing. réd. 10 Ing. irréd. 2 Ing. étr. 2 Ing. double 7	72	21	42	3 mois ½	5 sem.	8 sem.	2 ans ¼	1 mois	8 mois	21	2	1
Méthode Macewen .	4 dont	Double ing. 2 Ing. réd. 1 Ing. étr. 1	49	32	39 ¼	»	»	»	7 mois	6 sem.	15 sem.	1	1	2
Méthode Bryant . .	1	Ing. étr. 1	40			4 mois ½		»	5 mois			1	»	»
Open wound, suture de l'épiploon au collet.	2	Ing. étr. 2	68	67		2 mois	1 jours	»	2 mois ¼	2 mois		2	»	»

Tableau B. — Résumé des cas de hernies inguinales réductibles récidivées après opération présumée pour cure radicale. — Méthode inconnue.

Nº	NATURE	AGE	TRAITEMENT A L'HOPITAL	RÉCIDIVE	PAS DE BANDAGE	BANDAGE	HOPITAL
1	Inguinale.	50	?	?	»	1	Post. grad. Hospital janv. 1886.
2	—	70	?	4 mois ½	»	»	Saint-Mary's B'klyn. Mar. 1889.
3	—	32	7 semaines	9 mois	»	1	Gouverneur Hosp. Mar. 1890.
4	—	66	2 mois	2 mois	»	1	Private 1877.
5	—	45	3 semaines	?	»	1	Saint-Peter's Brooklyn 1886.
6	—	26	4 semaines	1 an	1	»	Saint-Luke's 1890.
7	Inguinale double	45	9 semaines	6 mois	1	»	Charity Hosp. 1890.
8	—	46	2 mois ½	5 semaines	»	1	Saint-Luke's Hosp. janv. 1886.

Tableau C. — Résumé des cas de hernies inguinales irréductibles ou étranglées qui ont récidivé après opération. — Méthode d'opération inconnue.

N°	NATURE	AGE	TRAITEMENT A L'HOPITAL	RÉCIDIVE	PAS DE BANDAGE	BANDAGE	HOPITAL
1	Ing.	64	?	?	1	»	Bellevue, oct. 1888.
2	—	45	6 sem.	2 mois ½	1	»	St Catharines's B'klyn, oct. 1888.
3	—	48	3 mois	?	»	»	Bellevue, 1889.
4	—	35	2 sem.	?	»	1	St Francis's, oct. 1888.
5	Ing. irréd.	20	4 —	4 sem.	»	1	Prague, Bohemia, 1886.
6	Ing.	27	?	?	»	»	German Hosp., juillet 1889.
7	—	35	?	2 ans ½	1	»	Berlin, avril 1887.
8	—	49	10 jours	?	»	1	Roosevelt, 1882.
9	—	28	16 sem.	1 an	1	»	99th St. Hosp., juin 1889.
10	—	?	3 —	5 ans	»	1	New-York Hosp., avril 188[illegible].
11	—	40	6 —	8 ans	»	1	St Francis's Hosp., 1878.
12	—	25	4 —	?	1	»	Bellevue, juin 1888.
13	—	66	3 —	1 sem.	1	»	— janv. 1888.
14	Ing. irréd.	28	4 —	6 mois	1	»	Presbyterian Hosp., avril 1890.
15	—	?	4 —	3 —	1	»	Manhattan Hosp., mai 1891.
16	—	55	4 —	7 —	1	»	Harlem Hosp., mai 1891.
17	Ing.	34	5 —	2 —	1	»	Gouverneur, janv. 1891.
18	—	6	6 —	5 sem.	»	1	Irlande, 1886.

Tableau D. — Résumé de cas de hernies inguinales irréductibles ou étranglées récidivées après opération. Dans ces cas, aucune tentative de cure radicale n'a été essayée. Ceci est certifié dans quelques cas d'après l'avis des chirurgiens. Dans d'autres cas, cela est conclu d'après la date de l'opération.

N°	NATURE	AGE	TRAITEMENT A L'HOPITAL	RÉCIDIVE	PAS DE BANDAGE	BANDAGE	HOPITAL
1	Ing.	28	?	9 ans	»	1	Dublin, 1880.
2	—	42	?	3 ans	»	1	Private, 1875.
3	—	45	?	5 ans	»	1	? 1865.
4	—	32	?	6 ans	»	»	London, 1883.
5	—	57	8 jours	4 ans	»	»	Dr W. R. Fisher, Hoboken.
6	—	54	2 mois	5 ans ½	»	1	Presbyterian hosp., 1884.
7	—	46	4 semaines	1 an	»	1	Private, 1864.
8	—	28	2 mois	9 ans	»	1	Dublin, 1880.
9	—	36	2 mois	2 mois	1	»	Roosevelt, 1878.
10	—	11	?	2 ans	»	1	Dr Dennis. Janv., 1880.
11	—	76	?	?	»	1	Germany, 1876.
12	—	37	4 sem.	?	»	1	Jersey city, août 1885.
13	—	64	2 sem.	23 ans	»	1	Lyons, Francia, oct. 1838.
14	—	60	2 sem.	1 mois	»	1	Dr Milliken, août 1890.
15	—	30	2 mois	2 ans	»	1	Dublin, mai 1881.

Statistique des résultats de l'opération de Mitchell Banks dans la hernie inguinale (*Brit. med. journ.* 1893)

A. — Hernies non étranglées de dimensions modérées.

Nᵒ	SEXE	AGE	PROFESSION	DATE DE L'OPÉRATION	NATURE DE LA HERNIE	ÉPIPLOON ENLEVÉ	INTERVALLE ENTRE L'OPÉRATION ET LA DERNIÈRE INSPECTION	REMARQUES
1	M.	22	tonnelier	déc. 1880	inguinale	point	10 ans	Compliquée par présence du testicule non descendu qui a été enlevé. — Complètement guéri jusqu'à sa mort en 1890.
2	M.	22	marin	mai 1881	—	—	6 ans ½	Testicule non descendu enlevé. — Guéri en 1887, quand revu pour la dernière fois.
3	M.	55	cultivateur	avril 1881	—	—	6 ans	Tout à fait guéri jusqu'à la mort du malade en 1887
4	M.	54	peintre	déc. 1881	—	—	près de 5 ans	Tout à fait guéri quand vu pour la dernière fois en 1886.
5	M.	26	cultivateur	déc. 1881	—	petit morceau adhérent	4 ans ½	Reste guéri au delà d'un an, mais a un travail des plus forcés. — Ne l'abandonne pas et une récidive complète en résulte éventuellement.
6	M.	18	mécanicien	janv. 1882	—	point	près de 3 ans	Succès complet. — Pris comme soldat.
7	M.	30	flatman	janv. 1882	—	—	11 ans	Par négligence, son état devient graduellement aussi pire que jamais. — Échec complet.
8	M.	37	cultivateur	févr. 1882	—	—	6 ans	Six semaines après l'opération, il provoqua une légère récidive en chargeant sur un navire des saumons de plomb. — Aisément contenue par un bandage avec lequel il travaille confortablement. — Succès partiel. — Vu dernièrement en 1888.
9	M.	45	»	mai 1882	—	la valeur d'un œuf de poule	»	Non suivi.
10	M.	24	meunier	juillet 1882	—	point	11 ans	Tout à fait guéri. — Dit qu'avant son opération, la vie était une misère. Actuellement, s'occupe à soulever des sacs de farine.
11	M.	52	maçon	oct. 1882	—	—	près de 11 ans	2 ans après l'opération provoque une légère récidive en soulevant de lourds fardeaux. Elle conserve la même dimension et, actuellement, voiture deux quintaux dans une brouette sans bandage. — Succès partiel.
12	M	64	boutiquier	nov. 1882	inguinale	point	»	Non suivi.
13	M	32	matelot	déc. 1882	—	petit morceau adhérent	4 ans ½	Tout à fait guéri. Vu dernièrement en 1887.
14	M	31	cultivateur	mars 1883	—	morceau vol. adhérent	au delà de 10 ans	Tout à fait guéri Monte une auge sur une échelle et voiture 10 quintaux dans une brouette.
15	M	20	mécanicien	juil. 1883	—	point	4 ans ½	Guéri pendant 3 ans, travaille comme marin, fait un effort alors et provoque une légère récidive. Succès partiel.
16	M	2	»	nov. 1883	double cong.	—	près de 10 ans	Absolument guéri.
17	M	15	collégien	janv. 1884	inguinale	considér. morceau adhér.	près de 5 ans	Tout à fait guéri. Vu dernièrement, oct. 1888.
18	M	55	clerc	fév. 1884	—	point	»	Non suivi.
19	M	36	dir. d'arsenal	fév. 1884	—	—	au delà de 9 ans	Légère récidive à un moment. A disparu complètement par le port d'un léger bandage. Succès.
20	M	24	maçon	avril 1884	—	—	au delà de 9 ans	Travail pénible. Pas de récidive, mais gêne s'il n'a pas de bandage. Succès partiel.
21	M	52	cultivateur	mai 1884	—	la dimension d'une pomme	»	Non suivi.
22	M	18	garç. de mag.	juil. 1884	—	point	au delà de 4 ans	Tout à fait guéri. Vu la dernière fois, nov. 1888.
23	M	24	cultivateur	juil. 1884	—	—	9 ans	Succès complet.
24	M	41	coch. de fiac.	janv. 1885	—	—	»	Non suivi.
25	M.	52	chaudronnier	mars 1885 oct. 1891	—	Point	7 ans	Quoique hernie partiellement revenue, toutefois avec un bon bandage va sur mer comme mécanicien jusqu'en octobre 1891. Alors il fait une chute en soulevant un fardeau pesant. Une hernie survient pire que jamais. — 2ᵐᵉ opération — Testicule enlevé. Va bien maintenant avec un bandage. — Succès partiel.
26	M.	65	bûcheron	mars 1885	—	—	3 ans	Récidive nette. Mais avec un bandage, peut continuer son occupation, ce qui était impossible avant. — Succès partiel.
27	M.	31	»	mai 1885	—	—		Non suivi.
28	M.	52	chaudronnier	sept. 1885	double	—	8 ans	Récidive nette. — Maintenue par un bon bandage. — Va sur mer comme mécanicien. Succès partiel.
29	M.	41	sellier	févr. 1886	inguinale	—	au delà de 7 ans.	Succès complet. — Testicule non descendu enlevé.
30	M.	30	maçon	juin 1886	—	Trois onces	au delà de 2 ans	Tout à fait guéri. — Vu dernièrement déc. 1888.
31	M.	6	écolier	août 1886	—	point	2 ans	— — — — fin de 1888.
32	M.	9	écolier	sept. 1887	—	—	6 ans	— — Travail dur, verrier.
33	M.	19	forgeron	sept. 1887	—	—	6 ans	— — Continue même travail.
34	M.	20	verrier	déc. 1887	—	—	16 mois	Légère impulsion à la toux. — Hernie se produirait sans un bandage vu son travail. — Succès partiel.

Nos	SEXE	AGE	PROFESSIONS	DATE DE L'OPÉRATION	NATURE DE LA HERNIE	EPIPLOON ENLEVÉ	INTERVALLE ENTRE L'OPÉRATION ET LA DERNIÈRE INSPECTION	REMARQUES
35	M	41	mineur	juin 1888	inguinale	point	5 mois	Tout à fait guéri. Vu dernièrement, fin de 1888.
36	M	40	mécanicien	oct. 1888	—	très peu	près de 6 ans	Travaille comme mécanicien en Australie. Guéri mais porte bandage. Succès.
37	M	40	»	nov. 1888	—	beaucoup	»	Non suivi.
38	M	4	»	avril 1889	—	point	4 ans	Tout à fait guéri.
39	M	25	cultivateur	mai 1889	—	—	»	Non suivi.
40	M	22	policeman	août 18:9	—	—	4 ans	Absolument guéri.
41	M	28	cultivateur	mai 1889	—	—	4 ans	Absolument guéri.
42	F	17	servante	juin 1889	—	—	4 ans	Absolument guéri.
43	M	44	mineur	nov. 1889	—	—	»	Non suivi.
44	M	37	—	avril 1890	—	—	»	Non suivi.
45	M	24	groom	mai 1890	—	—	3 ans	Tout à fait guéri. Monte à cheval.
46	F	38	servante	mai 1890	—	—	»	Non suivi.
47	F	30	»	fév 1891	—	peu	2 ans ½	Tout à fait guéri.
48	F	52	ménagère	mars 1891	—	point	»	Non suivi.
49	M.	5	»	juin 1891	—	peu	2 ans	Tout à fai guéri.
50	F.	50	ménagère	oct. 1891	—	point	»	Non suivi.
51	M.	31	cultivateur	nov. 1891	—	plusieurs onces	»	Non suivi.
52	M.	45	mineur	nov 1891	—	point	1 an ½	Tout à fait guéri.
53	M	55	marchand	févr. 1892	—	environ 8 onces	—	Tout à fait guéri.
54	M.	22	cafetier	avr. 1892	—	point	15 mois	Tout à fait guéri.
55	M.	24	marin	juin 1892	inguinale	—	12 mois	Tout à fait guéri.
56	M.	31	chimiste	juil. 1892	—	4 onces	12 mois	Tout à fait guéri.
57	M.	16	cultivateur	sept. 1892	—	point	10 mois	Tout à fait guéri.
58	M.	39	charcutier	sept 1892	—	plusieurs onces	—	Tout à fait guéri.
59	M.	12	collégien	oct. 1892	—	point	5 mois	Tout à fait guéri. Testicule non descendu enlevé.
60	M.	14	—	nov. 18 2	—	—	8 mois	Tout à fait guéri. Testicule non descendu enlevé.
61	M.	2 ½	»	nov. 1892	—	—	8 mois	Tout à fait guéri.
62	M.	36	pompier	févr. 1893	—	plusieurs onces	»	Trop tôt pour juger.
63	M.	42	concierge	avril 1893	—	point	»	Trop tôt pour juger.
64	M.	20	clerc	avril 1393	—	—	»	Trop tôt pour juger.
65	M.	2	»	mars 1893	—	—	»	Trop tôt pour juger.
66	M	34	cabaretier	mai 1893	—	4 onces	»	Trop tôt pour juger.
67	M.	51	cultivateur	mai 1893	—	2 à 3 onces	»	Trop tôt pour juger.
68	M.	6	écolier	juin 1893	—	point	»	Trop tôt pour juger.
69	M.	37	forgeron	juil. 1893	—	environ 5 onces	»	Trop tôt pour juger.
70	M.	62	maçon	mai 1883	—	point	»	Guéri de l'opération. — Meurt 2 mois après de maladie de vessie.
71	M.	47	agent	févr. 1882	— (mort)	—	»	Mort 14 jours après l'opération. Homme faible, atteint d'ataxie locomotrice.
72	M.	2	»	janv. 1883	— (mort)	—	»	Mort 7 heures après de shock. Opération très prolongée, à cause d'adhérences étendues du cæcum au sac.

III. — Hernies volumineuses, énormes, non susceptibles d'être maintenues par un bandage.

N°	SEXE	AGE	PROFESSION	DATE DE L'OPÉRATION	NATURE DE LA HERNIE	ÉPIPLOON ENLEVÉ	INTERVALLE ENTRE L'OPÉRATION ET LA DERNIÈRE INSPECTION	REMARQUES
1	F	58	ménagère	févr. 1884	inguinale	point	au delà de 4 ans	Énorme hernie d'1 pied de long sur 1 pied 1/2 de circonférence. Porte un bandage et a seulement de la plénitude aussi légère que possible.
2	M	54	valet d'écurie	nov. 1883	—	1 livre	9 ans ½	Hernie très volumineuse. Avec bandage peut faire travail forcé. Reviendrait par moment s'il ne portait bandage.
3	F	44	ménagère	av. 1882	—	point	4 ans ½	Hernie très volumineuse. Bien guérie quand vue, nov. 1886.
4	M	45	colporteur	oct. 1885	—	10 onces	près de 6 ans	Hernie très volumineuse. Porte balle de 30 kilog. sur son dos, chaque jour et fait environ 14 milles Bien guéri.
5	M	30	chauffeur	août 1884	—	point	»	Non suivi.
6	M	44	marchand de vins	juil. 1884	—	—	9 ans	Énorme hernie allant presque au genou. Très gênante. Bien guéri avec un bandage.
7	M	26	marchand	juil. 1882	—	beaucoup	11 ans	Hernie très volumineuse. Bien guéri.
8	M	45	cultivateur	mars 1884	—	point	»	Hernie très volumineuse. Guéri de l'opération. Meurt 2 ou 3 mois après, d'une affection cérébrale.
9	M	28	directeur	avr. 1884	— (mort)	près de 2 livres	»	Énorme hernie. La plaie semblait guérie et le malade était près de pouvoir se lever, quand le 26e jour un abcès non soupçonné s'ouvrit dans le péritoine et il mourut en peu d'heures.
10	M.	39	charretier	janv. 1885	— (mort)	point	»	Hernie très volumineuse d'environ 8 pouces de long. Mort 3 jours après de nécrose et septicémie.
11	M	»	souf. de verre	févr. 1887	— (mort)	—	»	Énorme hernie. — Impossible, après ouverture du sac de réduire les intestins. — Toute l'opération est de clore la plaie par dessus. Mort au 3e jour.

C. — Hernies étranglées.

N°	SEXE	AGE	PROFESSION	DATE DE L'OPÉRATION	NATURE DE LA HERNIE	PÉRIODE D'ÉTRANGLEMENT	RÉSULTAT	INTERVALLE ENTRE L'OPÉRATION ET LA DERNIÈRE INSPECTION	REMARQUES
1	M.	41	peintre	sept. 1881	inguinale	3 jours	guéri	4 ans	Complètement guéri. — Vu dernièrement en déc. 1885.
2	M.	53	plâtrier	oct. 1881	»	12 heures	»	7 ans	Complètement guéri. — Vu dernièrement en déc. 1888.
3	M.	49	meunier	déc. 1881	»	40 heures	»	7 ans	Complètement guéri.
4	M.	38	platrier	déc. 1881	»	6 jours	»	5 ans ½	Hernie jamais revenue. — Mais le serait s'il n'avait porté bandage. — Succès partiel.
5	M.	14	concierge	févr. 1882	»	54 heures	»	5 ans	Échec complet. Ne voulait pas porter bandage. — Avait à soulever des fardeaux pesants.
6	F.	63	ménagère	oct. 1882	»	48 heures	»	7 ans	Légère plénitude qui n'a pas d'inconvénient. Succès partiel.
7	M.	33	carrier	juin 1883	»	20 heures	»	»	Non suivi.
8	M.	4	écolier	nov. 1883	»	24 heures	»	10 ans	Completement guéri.
9	M.	17	apprenti	févr. 1884	»	7 jours	»	1 an	Quand, dernières nouvelles, il allait sur mer. Présumé guéri.
10	M.	50	boulanger	mai 1884	»	60 heures	»	4 ans	Hernie revenue. Échec complet
11	M.	37	cultivateur	août 1884	»	30 heures	»	4 ans	Complètement guéri. Travail consiste à maintenir le feu des chaudières.
12	M.	48	concierge	nov. 1884	»	28 heures	»	4 ans	Complètement guéri. — Soulève balle de coton.
13	M.	22	colporteur	avril 1885	»	30 heures	»	au delà de 2 ans	Complètement guéri, quand vu, juillet 1887.
14	M.	40	concierge	sept. 1885	»	24 heures	»	»	Non suivi.
15	M.	24	charcutier	nov. 1885	»	30 heures	»	1 an ½	Complètement guéri, quand vu, juillet 1887.
16	M.	31	camionneur	déc. 1885	»	12 heures	»	3 ans	Complètement guéri, quand vu, juillet 1888. Travail forcé.
17	M.	20	»	janv 1886	»	8 heures	»	au delà de 7 ans	
18	M.	67	cordonnier	déc. 1886	»	34 heures	»	»	Non suivi.
19	M.	39	»	janv. 1887	»	48 heures	»	6 ans ½	Complètement guéri.
20	M.	56	forgeron	fév. 1886	»	32 heures	»	»	Bien guéri de l'opération quand il meurt d'hémorragie cérébrale
21	M.	43	concierge	juil. 1890	»	15 heures	»	»	Non suivi.
22	M.	30	roulier	oct. 1890	»	peu d'heures	»	»	Non suivi.
23	M.	40	agent	juil. 1891	»	24 heures	»	2 ans	Complètement guéri.
24	M.	30	cultivateur	nov. 1892	»	peu d'heures	»	»	Non suivi.
25	M.	74	menuisier	avril 1893	»	peu d'heures	»	»	Trop tôt pour juger.
26	M.	77	»	fév. 1883	»	20 heures	mort	»	Bronchite et septicémie.

Statistique de Macewen de 1887, établie d'après le mode de Banks.

(Extraite du *Brit. med. journ.* Août 1887.)

N°	SEXE	AGE	PROFESSION	DATE DE L'OPÉRATION	NATURE DE LA HERNIE	INTERVALLE ENTRE L'OPÉRATION ET LA DERNIÈRE INSPECTION	REMARQUES
1	M.	35	marteleur	mars 1879	Ing. acq.	3 ans	Pas de suppuration. — Occlusion parfaite. — Pas de bandage.
2	M.	28	meunier	sept. 1879	— —	5 ans	Pas de suppuration. — Occlusion parfaite. — Pas de bandage.
et 4	M.	5	»	juillet 1880	— double	3 ans	Double opération. Suppuration légère. Anneaux fermes. Pas de bandage.
et 6	M.	44	voyageur	déc. 1880	— —	8 mois	Double opération. Pas de suppuration. Anneaux fermes. Est allé à l'étranger.
et 8	M.	15	forgeron	févr. 1881	— —	2 ans	Double opération. Pas de suppuration Anneaux fermes. Pas de bandage.
9	M	5	»	mars 1881	— cong.	9 mois	Occlusion parfaite. Pas de bandage.
10	M.	28	étudiant	mai 1881	— acq.	2 ans	Anneau ferme. Pas de bandage.
11	M.	56	concierge	mai 1881	— acq. gauche	4 ans	Anneaux fermes. A insisté après 1re opération pour être opéré de la seconde
12	M.	57	—	nov. 1882	— acq. droite	2 ans ½	Pas de bandage.
13	M.	15	boulanger	mars 1882	— acq.	3 ans	Anneau ferme. Pas de bandage.
14	M.	30	marin	juin 1882	— —	18 mois	Région solide. Pas de bandage.
15	M.	45	cultivateur	sept. 1882	— —	3 ans	Légère suppuration. 4 pansements. Région ferme. Pas de bandage.
16	M.	20	maît. d'école	mars 1883	— —	1 an	Occlusion parfaite. Pas de bandage.
17	M.	25	cultivateur	mai 1883	— —	2 ans	Va bien. Travail régulier. Pas de bandage.
18-19	M.	10	écolier	nov. 1883	— double cong.	3 ans	Région ferme. Pas de bandage.
20	M.	15	»	janv. 1884	— acq.	2 ans	Quelques gouttes de pus. Région ferme. Pas de bandage.
21	M.	30	épicier	mai 1884	— acq.	18 mois	Région solide. Pas de bandage.
-23	M.	12	écolier	juin 1884	— double cong.	1 an	Région solide. Pas de bandage.
24	M.	18	clerc	sept. 1884	— acq.	15 mois	Région solide. Pas de bandage.
25	M.	25	chirurgien	juin 1885	— —	10 mois	Enlèvement d'épiploon. Anneau ferme. Pas de bandage.
26	M.	6	»	août 1885	— acq. dr.	»	
27	M.	—	»	oct. 1885	— acq. gauche	»	
28	M.	25	industriel	oct. 1885	— acq.	6 mois	Anneau ferme.
29	M	23	»	oct. 1885	— —	18 mois	Région solide. Pas de bandage.
30	M.	9	écolier	oct. 1885	— infantile	6 mois	Région solide. Pas de bandage.
31	M.		marin	janv. 1886	— acq.	1 an	Région ferme. Pas de bandage.
32	M.	13	écolier	fév. 1886	— cong.	10 mois	Région ferme.
33	M.	5	»	mars 1886	— —	1 an	Légère suppuration Urine a souillé pansement. Anneau solide.
34	M.	13 mois	»	déc. 1885	— —	2 ans	Anneau ferme.
35	M.	32	»	avril 1886	— acq.	1 an	Pas de bandage.
36	M.	31	clerc	juin 1886	— cong.	1 an	Dégénérescence kystique du testicule qui est enlevé. Anneau absolument clos. Pas de bandage.
37	M.	6	»	juill. 1886	— acq. gauche	9 mois	Région ferme.
38	M.	»	»	févr. 1887	— — droite	quelques mois	
39	M.	47	marteleur	sept. 1886	— acq.	9 mois	Anneau ferme.
40	M.	23	mécanicien	nov. 1886	— —	6 mois	Cure partielle. Sac insuffisant pour fournir tampon. Canal traité de la manière ordinaire. Région ferme. Travail régulier.
41	M.	7	écolier	déc. 1886	— infantile	6 mois	Anneau ferme.
42	M.	40	forgeron	déc. 1886	— dir. acq.	6 mois	Bronchite après l'opération. Plaie guérit bien quand même. Travail régulier. Région ferme. Bandage pendant son travail.
43	M.	3	»	avril 1887	— cong.	»	Hernie volumineuse, incoercible. Attaque aiguë d'hydrocéphalie après l'opération, durant laquelle l'état du malade fut si bas que la plaie resta ouverte longtemps, suture ultérieurement enlevée; échec.
44	M.	36	épicier	janv. 1887	— acq.	4 mois	Sujet aux bronchites. Bronchite aiguë après l'opération, sans fâcheuse influence sur la plaie. Région ferme.
45	M	37	aciérieur	janv. 1887	— —	4 mois	Région ferme. Travail régulier. Pas de bandage.
46	M.	4 ½	»	juil. 1887	— inf. incompl.	2 mois	Région ferme.
47	M.	33	mécanicien	juil. 1887	— acq.	2 mois	Région ferme.
48	M.	3	»	juil. 1887	— —	»	Légère suppuration. 4 pansements. Suture additionnelle placée à l'anneau superficiel est cause de compression de cordon, ce qui demanda un relâchement de la suture.
49	M	8	écolier	oct. 1887	— cong.	»	

PLANCHE I

Schémas (d'après ceux publiés dans le traité de Lucas-Championnière, *Sur la cure radicale des hernies).*

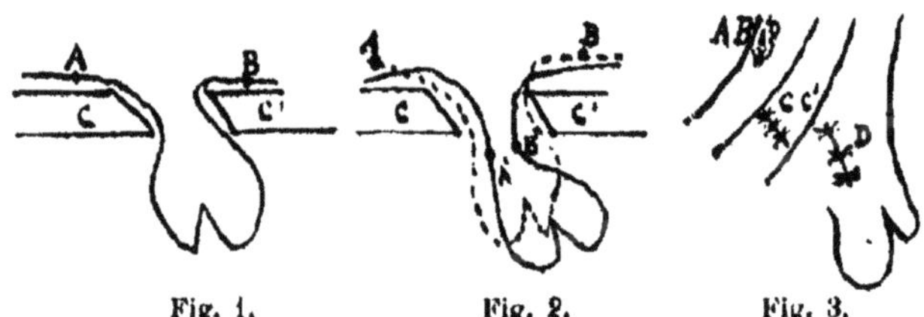

Fig. 1. Fig. 2. Fig. 3.

FIG. 1, 2 et 3 *concernant le traitement du sac.*

FIG. 1. — *cc'* parois abdominales ; A et B, points jusqu'où doit porter la dissection du sac, dont on a indiqué le pourtour avec une encoche pour signifier qu'il a été ouvert.

FIG. 2. — Ligne ponctuée représente le sac en position normale. — Ligne pleine représente le sac après tractions qui ont amené A et B en A' B', et c'est en ces points qu'on applique la ligature.

FIG. 3. — Disposition des parties après l'opération. — A B, moignon du sac plus ou moins rétracté au-dessus de l'anneau profond ; *cc'* ligne de suture des parois ; D ligne de suture de la peau.

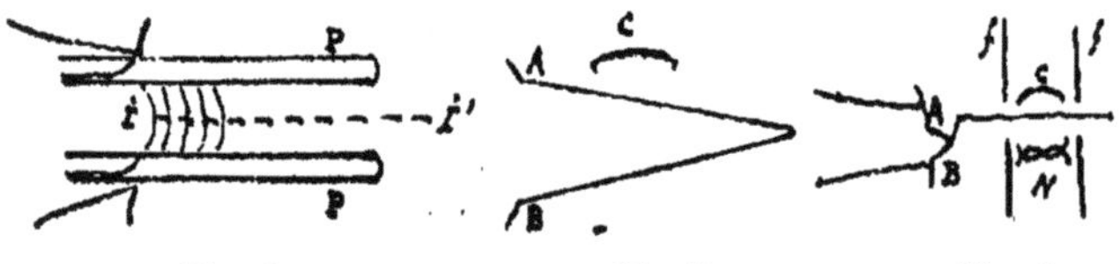

Fig. 4. Fig. 5. Fig. 6.

FIG. 4, 5 et 6 *concernant le traitement de la paroi antérieure du canal.*

FIG. 4. — Elle représente les branches antérieures des pinces P et P qui repèrent cette paroi, entre lesquelles on sectionne la paroi suivant ligne d'incision II'.

FIG. 5. — A et B, lèvres de l'incision ; C, fil en U dont l'anse comprend la lèvre A et les extrémités vont ressortir sur la lèvre B.

FIG. 6. — A chevauche au-dessous de B par traction du fil en U qui est lié en N ; *ff*, fils de suture chargées de mieux affronter les deux lèvres.

PLANCHE II

Schémas (d'après figures photographiques publiées dans *Annals of Surgery*, mars 1893).

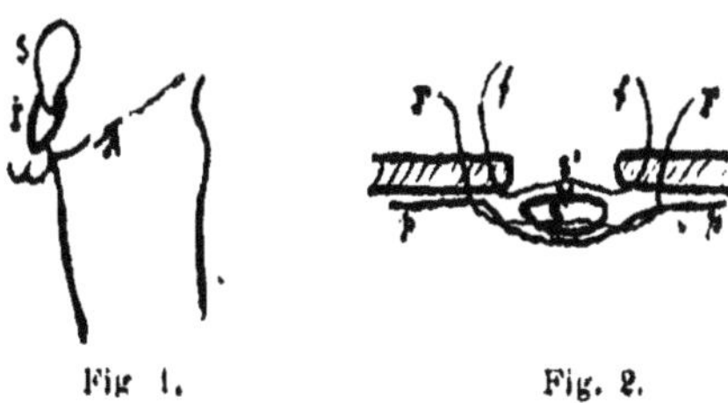

Fig 1. Fig. 2.

Fig. 1. — A arcade curale ; I, l'incision sur le trajet herniaire à la partie supérieure de laquelle se trouve le sac S, soulevé par-dessus la paroi abdominale et cachant l'incision pratiquée sur cette paroi.

Fig. 2. — Section transversale de l'incision abdominale pour montrer la disposition des deux assises de sutures. — FF, première assise de sutures profondes passant à travers les parois, péritoine *pp*, les deux côtés du sac S. Par-dessus cette ligne de sutures le sac a été reséqué et les bords de l'incision suturés en S'. — *ff* seconde assise de sutures superficielles passant à travers les parois et transversalement au-dessus du sac.

PLANCHE III

Schémas (d'après ceux publiés par Bennett dans son mémoire) : On the radical cure of hernia, with special reference to certain methods of operating, paru dans *the Lancet*, sept. 1891.

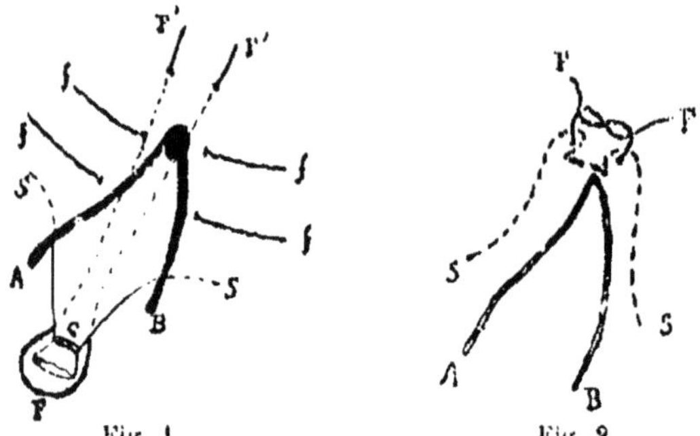

Fig. 1. Fig. 2.

FIG. 1 et 2 *concernant la première catégorie de cas.*

FIG. 1 — A et B, piliers de l'anneau superficiel ; SS, sac avec ligature circulaire en C, un peu au-dessus de la surface de section ; F, anse du fil qui doit invaginer le sac et pénètre l'aponévrose du grand oblique en F' F' ; *ffff*, fils de suture, qui, dans certains cas, passent à travers la paroi antérieure du sac.

FIG. 2. — Ligne pointillée représente sac invaginé après traction du fil F et nœud de ce dernier par-dessus l'aponévrose du grand oblique (ici pas de sutures *ff*).

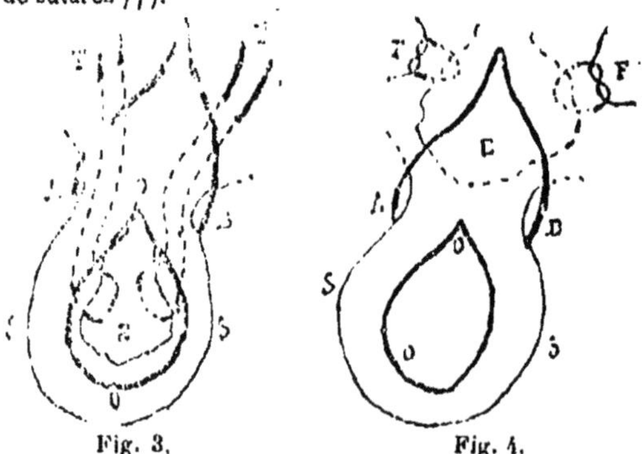

Fig. 3. Fig. 4.

FIG. 3 et 4 *concernent la seconde catégorie des cas.*

FIG. 3. — SS sac avec ouverture OO ; E, morceau d'épiploon, de chaque côté duquel ont été passés fils de suture SS, pénétrant parois abdominales de chaque côté des piliers.

FIG. 4. — Epiploon E, mis en place et maintenu par fils FF noués par-dessus les parois.

PLANCHE IV

Schémas (d'après ceux publiés dans le mémoire de Kingscote : On the radical cure of hernia, paru dans le *Br. m. journ.*, 20 juin 1890).

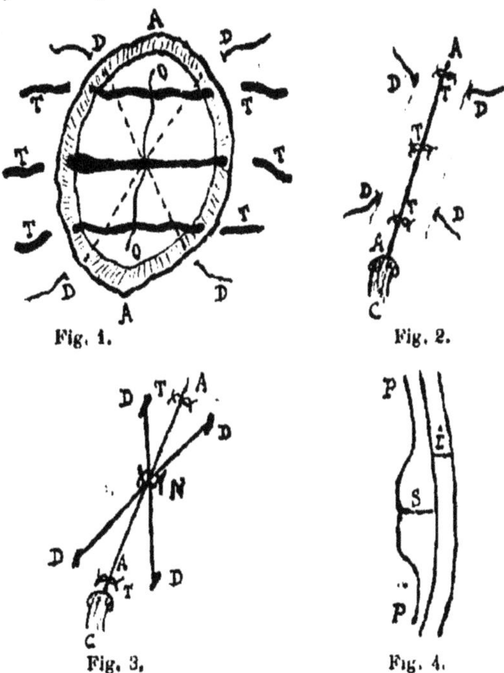

Fig. 1. Fig. 2. Fig. 3. Fig. 4.

Fig. 1. — Elle représente l'anneau inguinal profond vu de face. — A A, pourtour de cet anneau ; O O, ligne de section du moignon du sac ; D D D D, fils de suture, indiqués en tirets dans la profondeur de l'anneau et passés en diagonale à travers le moignon du sac, le plus en dedans possible, et venant ressortir de chaque côté des bords de l'anneau aux points D ; T T, fils de suture transversaux, devant rapprocher les bords de l'anneau.

Fig. 2. — L'anneau A A est fermé par les sutures T T. C indique la sortie du cordon à la partie inférieure.

Fig. 3. — Sutures diagonales ont été liées.

Fig. 4. — Disposition des parties après l'opération. — I, incision sur la peau ; P P, péritoine qui au niveau de l'anneau profond, offre en saillie une surface plane et lisse ; S, ligne de sutures.

PLANCHE V

Schémas (d'après ceux publiés dans un mémoire de Macewen paru dans les *Annals of Surgery*, août 1886).

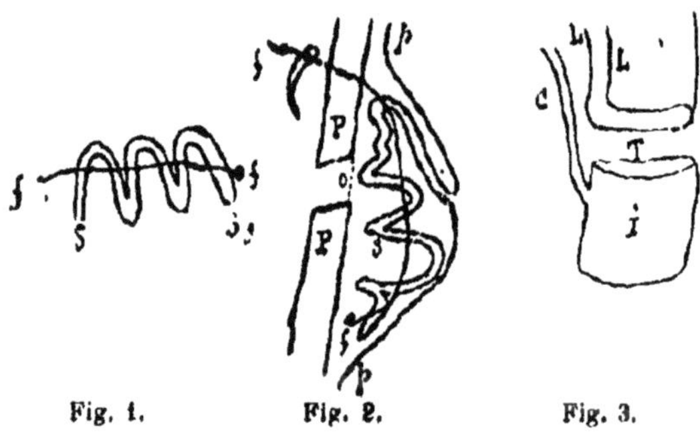

Fig. 1. Fig. 2. Fig. 3.

Fig. 1. — SS, sac pelotonné sur lui-même par le fil *ff*.

Fig. 2. — PP, parois abdominales ; SS, sac mis en position par-dessus l'orifice profond O au moyen du fil *ff* passé dans la paroi abdominale au-dessus de cet orifice. Par suite péritoine *pp* tombe dans cavité abdominale.

Fig. 3. — Manière d'agir avec sac de hernie congénitale. — T, section transversale du sac ; LL, sections longitudinales de chaque côté du cordon, auquel on laisse une portion adhérente ; I, partie inférieure qui servira à former une vaginale.

PLANCHE VI

Schémas (d'après ceux publiés dans un mémoire de Bishop paru dans le *Br. med. journ.*, avril 1890).

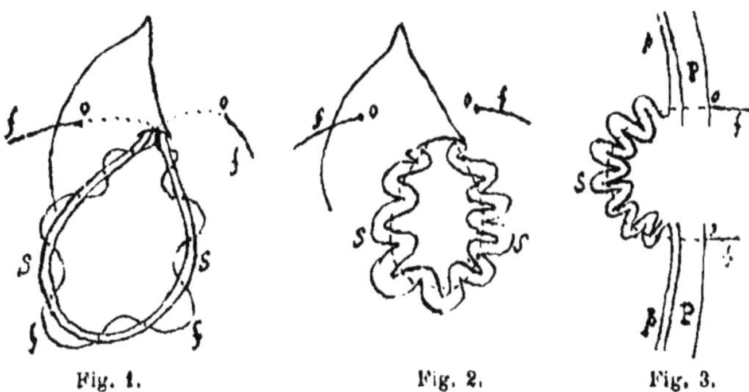

Fig. 1. Fig. 2. Fig. 3.

Fig. 1. — SS, sac sur le pourtour duquel on passe en cordon de bourse un fil de suture *ff* qui vient ressortir par en dedans sur les parois abdominales en O et O de chaque côté de l'orifice inguinal profond.

Fig. 2. — Sac froncé par traction sur le fil.

Fig. 3. — Sac en position, mis en place par traction sur fil FF passant à travers parois PP et refoulement du sac à l'intérieur de la cavité abdominale ; *pp*, péritoine.

PLANCHE VII

Schémas (d'après ceux publiés dans un mémoire de Phelps, paru dans *New-York medical journal*, 1894).

Première manière de traiter le sac.

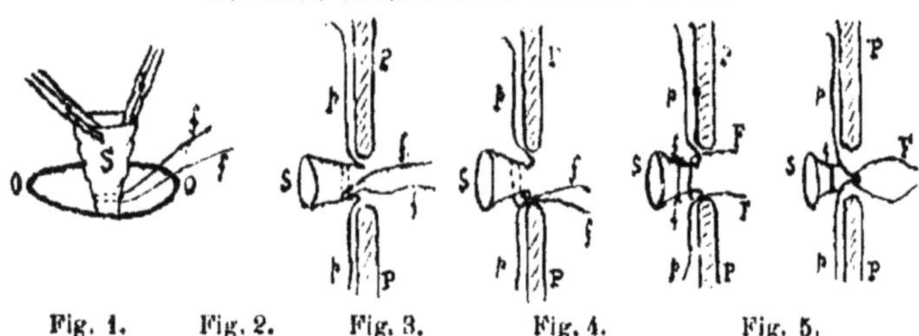

Fig. 1. Fig. 2. Fig. 3. Fig. 4. Fig. 5.

Fig. 1 — S, moignon du sac saisi entre deux pinces, prêt à être inverti ; *ff*, fil de suture passé transversalement en cordon de bourse.

Fig. 2. — S, sac inverti avec fils *ff* pendant de la surface externe du sac ; PP, parois abdominales ; *pp*, péritoine.

Fig. 3. — *ff*, portés par une aiguille en dehors de la cavité du sac à travers péritoine.

Fig. 4. — *ff*, lié ; F F, second fil passé pour rapprocher les lames péritonéales qui font suite au sac.

Fig. 5. — Résultat final.

Deuxième manière de traiter le sac.

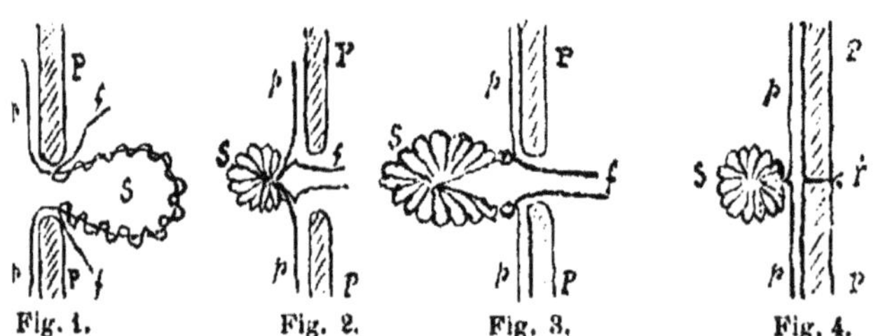

Fig. 1. Fig. 2. Fig. 3. Fig. 4.

Fig. 1. — PP, parois abdominales ; *pp*, péritoine ; S, sac où a été passé en cordon de bourse un fil de suture *ff*.

Fig. 2. — S, sac invaginé, *ff*, fils de suture pendant de la surface externe du sac.

Fig. 3. — *ff*, fils de suture ramenés au dehors à travers cavité péritonéale.

Fig. 4. — Résultat final, alors que *ff* est lié et que les bords de l'ouverture profonde ont été unis par ligne de suture 1.

PLANCHE VII (Suite)

Troisième manière de traiter le sac.

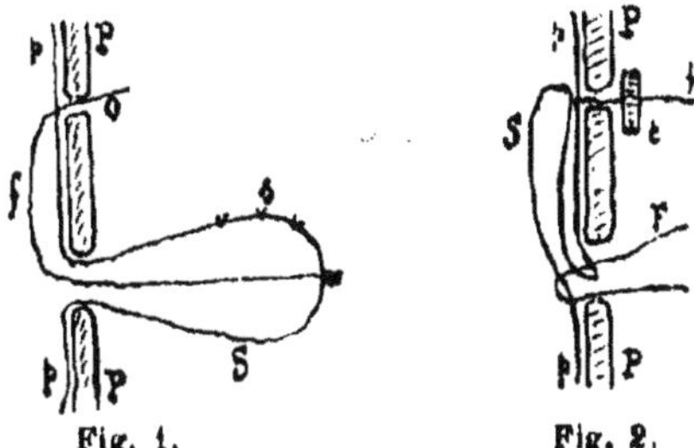

Fig. 1. Fig. 2.

Fig. 1. — PP, parois abdominales ; *pp*, péritoine ; S, sac avec ligne de sutures *s*, indiquant qu'il a été ouvert, pour porter le fil *ff* fixé au fond du sac en haut et le faire ressortir par l'ouverture O.

Fig. 2. — Sac en position, fil *f* noué sur un morceau de gaze iodoformée *t* ; F, second fil passé pour fermer l'ouverture du sac au niveau de l'anneau profond.

Manière de suturer les parois.

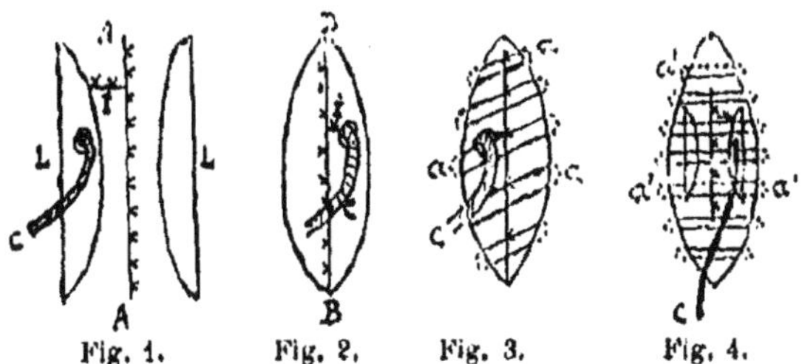

Fig. 1. Fig. 2. Fig. 3. Fig. 4.

Fig. 1 et 2. — *Cas ordinaires.*

Fig. 1. — AA, anneau profond suturé ; LL, incisions parallèles longitudinales pratiquées de chaque côté des bords de l'anneau pour faciliter le rapprochement ; C, cordon passé à travers la ligne d'incision I dans l'une des fentes L.

Fig. 2. — BB, muscle transverse suturé par dessus ; C, cordon passé de côté à travers une incision.

Fig. 3 et 4. — *Cas avec éventration.* — Ici plans d'anses de fil d'argent *aaa*, *a' a' a'* Dans l'une elles sont disposées perpendiculairement à la ligne de suture de l'anneau. Dans l'autre, elles ont une disposition oblique de manière à être plus ou moins à angle droit avec les précédentes.

TABLE

Lyon. — Imp. PITRAT AINÉ, A. Rey Successeur, 4, rue Gentil. — 11123

CHAUVEL. — **Précis d'opérations de chirurgie**, par J. CHAUVEL, professeur de médecine opératoire à l'École du Val-de-Grâce, médecin principal de l'armée, 3e *édition* augmentée de notions sur l'*antisepsie chirurgicale*, 1 vol. in-18 jésus de 850 pages avec 350 figures, cartonné. . . . 9 fr.

CHRÉTIEN (H.). — **Nouveaux éléments de médecine opératoire**, par H. CHRÉTIEN, professeur à la Faculté de médecine de Nancy, 1 vol. in-18 jésus de 528 pages, avec 184 figures. . . . . 6 fr.

DECAYE. — **Précis de thérapeutique chirurgicale et de petite chirurgie**, asepsie, antisepsie, pansements et bandages, 2e *édition*, 1893, 1 vol. in-18 de 636 pages, cartonné . . . . 8 fr.

DESPRÈS (Armand). — **La chirurgie journalière.** Leçons de clinique chirurgicale, par Armand DESPRÈS, chirurgien de l'hôpital de la Charité, 4e *édition*, 1894, 1 vol. gr. in-8, de 874 p. avec 47 fig. . . . . 12 fr.

Encyclopédie internationale de chirurgie, illustrée de figures intercalées dans le texte par DUPLAY, GOSSELIN, VERNEUIL, professeurs à la Faculté de médecine de Paris, BOUILLY, P. SECOND, NICAISE, ÉD. SCHWARTZ, G. MARCHANT, PIQUÉ, chirurgiens des hôpitaux de Paris, OLLIER, PONCET, VINCENT, professeurs à la Faculté de médecine de Lyon, 7 vol. gr. in 8, comprenant ensemble 6000 pages à 2 colonnes, avec 2768 figures, intercalées dans le texte . . . . 122 fr. 50

Chaque volume se vend séparément. . . . . 17 fr. 50

GROSS (F.), ROHMER et VAUTRIN. — **Nouveaux éléments de pathologie et de clinique chirurgicales**, par le professeur F. GROSS et les professeurs agrégés ROHMER et VAUTRIN, de la Faculté de médecine de Nancy, 1893, 3 vol. in-8 de chacun 1000 pages. . . . . 36 fr.

GUÉRIN (Alph.). — **Les pansements modernes. Le pansement ouaté** et son application à la thérapeutique chirurgicale, par Alp. GUÉRIN, chirurgien de l'Hôtel-Dieu, 1 vol. in-16 de XLIV-392 p., avec fig. 3 fr. 50

GUILLEMAIN. — **La pratique des opérations nouvelles**, par le Dr GUILLEMAIN, prosecteur à la Faculté de médecine de Paris, 1895, 1 vol. in-16 de 300 pages, avec figures, cart. . . . . 5 fr.

LE DENTU (A.) et DELBET (Pierre). — **Traité de chirurgie** clinique et opératoire, par A. LE DENTU, professeur de clinique chirurgicale à la Faculté de médecine de Paris, chirurgien de l'hôpital Necker, et Pierre DELBET, professeur agrégé à la Faculté de médecine de Paris, chirurgien des hôpitaux, avec la collaboration de MM. ALBARRAN, ARROU, BINAUD (de Bordeaux), BRODIER, CAHIER, CASTEX, CHIPAULT (de Lyon), FAURE, GANGOLPHE (de Lyon), GUINARD, JABOULAY, LEGUEU, LUBET-BARBON, LYOT, MAUCLAIRE, MORESTIN, NIMIER, PICHEVIN, RICARD, RIEFFEL, ROLLET (de Lyon), SCHWARTZ, SOULIGOUX, TERSON, VILLAR (de Bordeaux) 1896, 10 vol. gr. in-8 de 750 pages, illustrés de figures. Prix de chaque volume . . . . 12 fr.

LEFERT (Paul). — **Aide-mémoire de pathologie externe**, 1 vol. in-18, cart. . . . . 3 fr.

— **Aide-mémoire de chirurgie des régions**, 2 vol. in-18, cart. 6 fr.

— **Aide-mémoire de clinique chirurgicale**, 1 vol. in-18, cart. 3 fr.

— **La pratique journalière de la chirurgie dans les hôpitaux de Paris**, 1894, 1 vol. in-18, 324 pages, cartonné . . . . 3 fr.

SCHWARTZ (Ed.). — **La pratique de l'asepsie et l'antisepsie en chirurgie**, par Ed. SCHWARTZ, professeur agrégé de la Faculté de médecine de Paris, chirurgien des hôpitaux, 1893, 1 vol. in-18 jésus de 380 pages, 51 fig. cart. . . . . 6 fr.

TRELAT (U.). — **Clinique chirurgicale**, par U. TRELAT, professeur de clinique chirurgicale à la Faculté de médecine de Paris, chirurgien de l'hôpital de la Charité. Leçons publiées par M. Pierre DELBET. 2 vol. gr. in-8 de 800 pages, avec figures . . . . 30 fr.

Lyon. — Imp. PITRAT AINÉ, A. Rey Successeur, 4, rue Gentil. — 11/33

www.ingramcontent.com/pod-product-compliance
Ingram Content Group UK Ltd.
Pitfield, Milton Keynes, MK11 3LW, UK
UKHW020122200726
13856UKWH00002B/690

9 782011 930552